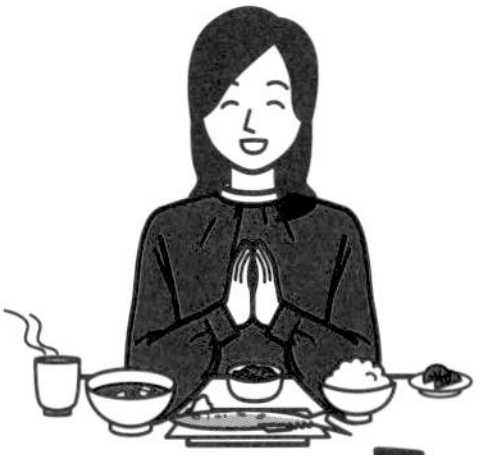

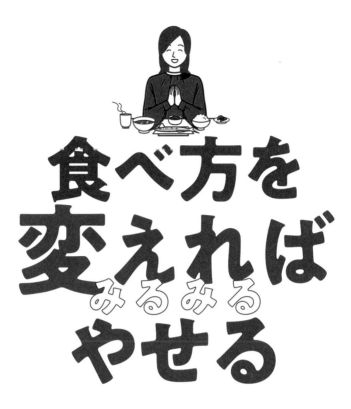

食べ方を変えればみるみるやせる

栗原クリニック　東京・日本橋院長
栗原毅

リベラル社

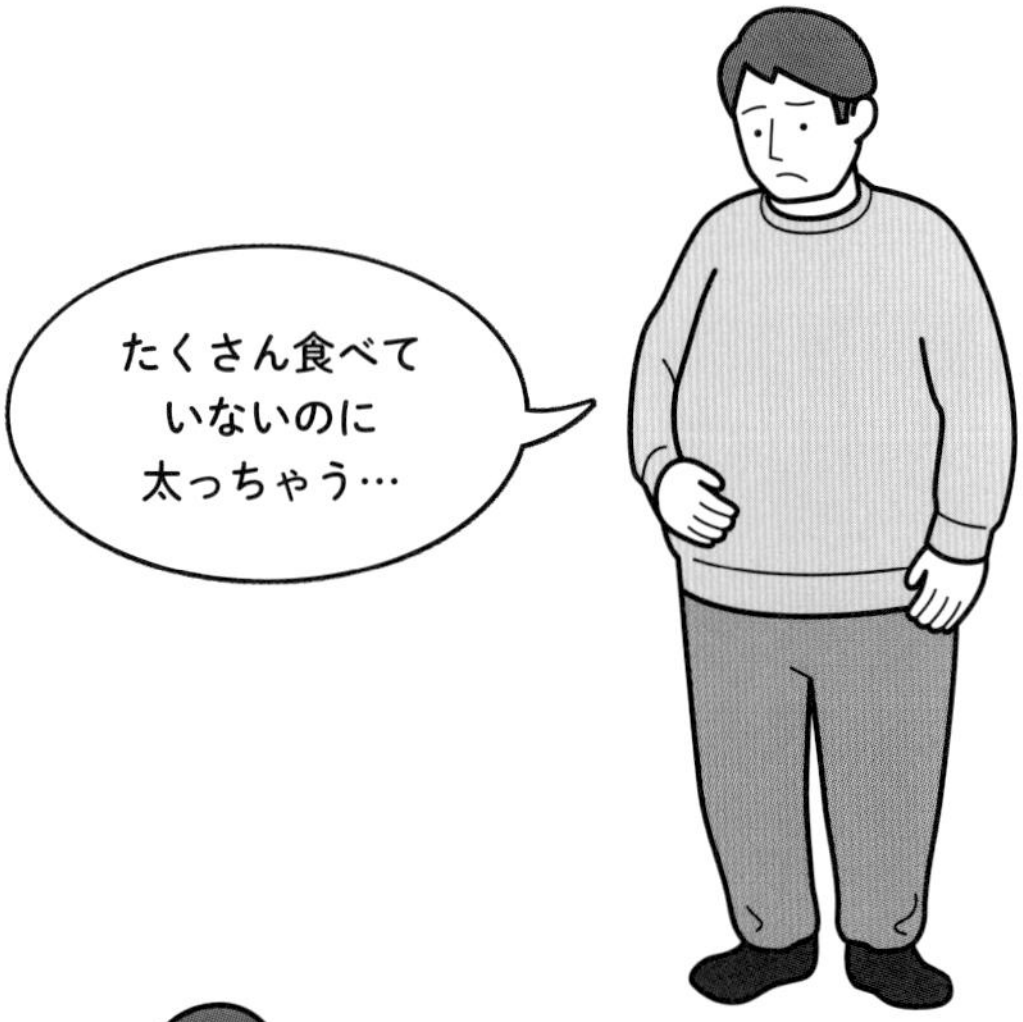
たくさん食べて
いないのに
太っちゃう…

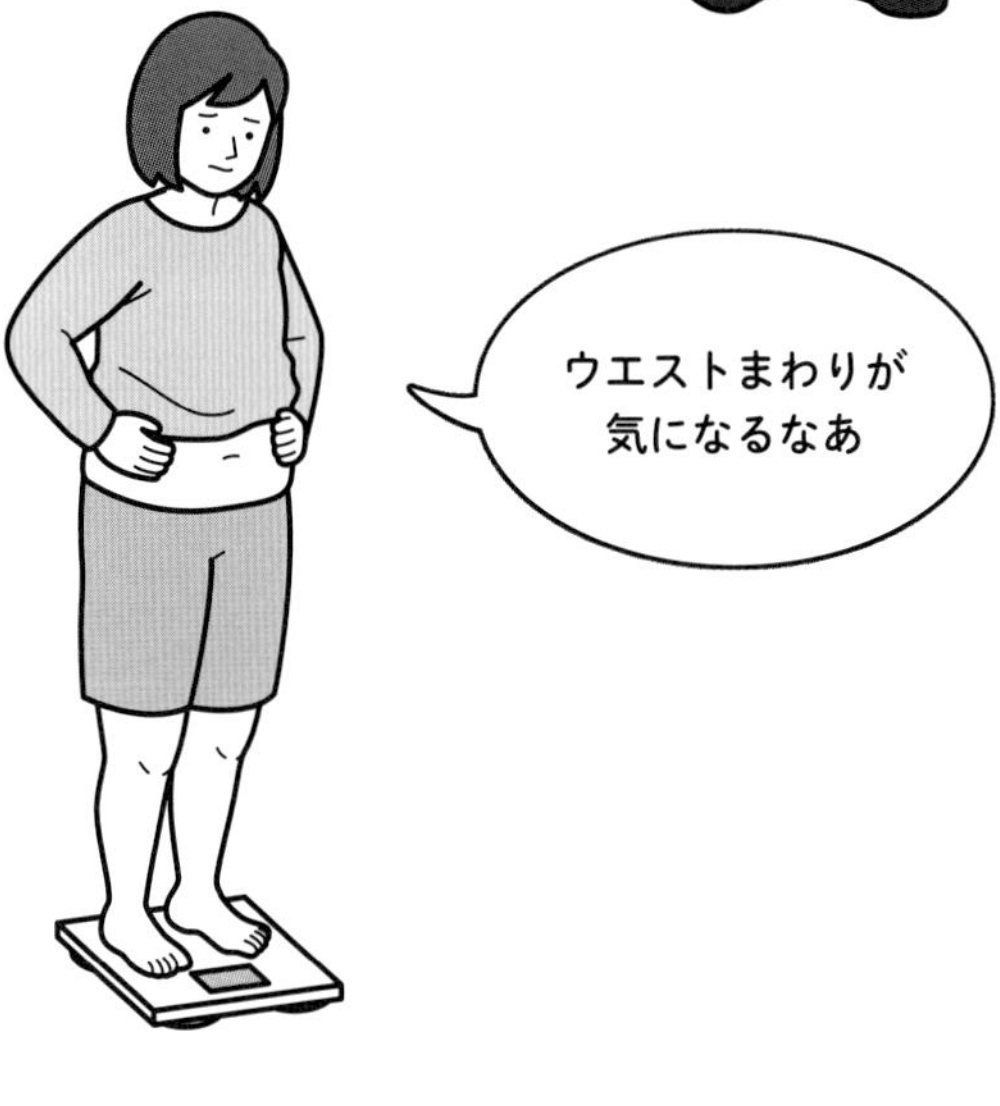
ウエストまわりが
気になるなあ

みなさんはこんなふうに思ったことはありませんか？

ダイエットをしているのに
ちっともやせないのはなぜか？
少ししか食べていないのに
お腹がポッコリと出てきてしまうのはなぜか？

それは間違った食べ方をしているからです。

正しいものを選び、正しい食べ方を心がければ
自然と体重は落ちていきます。
では、その「正しい食べ方」とはどんなものなのか？
それが本書でお伝えしたいことなのです……。

はじめに

人は年齢を重ねると、「やせにくく」なります。

しかし、思うように体重が減らないと、「もう若くないから仕方ない」とあきらめてしまっていないでしょうか。

確かに、基礎代謝が下がることで、若いときのようにダイエットの結果が出ないという事実はあるでしょう。

しかし、よくよくお話をうかがってみると、どうやら年齢とは別の〝要因〟が関係しているのではないかと思えることがよくあります。

その〝要因〟については本編で詳しくご説明するとして、読者のみなさんが肥満気味だという強い自覚があるとすれば、今すぐ対策をとらなければいけません。

「なかなかやせない」という状況を放置していれば、深刻な健康被害を招くことにもなりかねないからです。

とはいえ、ただ体重を落とせばいいかというと、そういうわけではありません。

極端な話、何日間も絶食すればやせることはできるでしょう。

けれども、そうしたダイエットは体に「緊急事態だ！」という間違ったサインを送ることになり、むしろ太りやすい体質をつくってしまうのです。

「やせなければ」というプレッシャーからあれもこれも制限してしまうと、強いストレスがかかります。それがダイエットを三日坊主で終わらせる原因になっていることは、みなさんもよくご存知でしょう。

私たちが目指すべきなのは、健康的に無理なくやせる方法なのです。

では、どうすればいいのでしょうか？

私がこの本でご提案したいのは「食べ方を変えましょう」ということです。

なぜ、たくさん食べているわけではないのにやせられないのか——。

それは間違った食べ方をしているからです。

もちろん、「何を食べるか」は重要ですが、同時に「食べる順番」や「食べる量」「食べる時間帯」を工夫することも大切です。そこで、本書では無理なくやせられるベストな食べ方を提案しています。

同じものを食べるとしても、ほんの少し食べ方を変えるだけで「脂肪がつきにくい体質」になるなら、試してみる価値はあるでしょう。

本書がみなさんの健康づくりに貢献できるのであれば、著者としてこれほどうれしいことはありません。

栗原クリニック 東京・日本橋院長　栗原 毅

CONTENTS

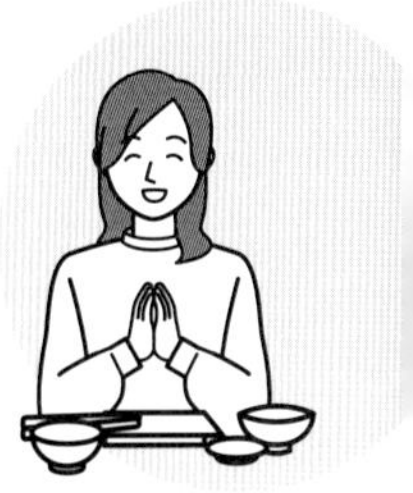

はじめに……4

第1章 脂肪がたまるしくみを知ろう

ドカ食いしていないのに脂肪がつくのはなぜ?……16
「脂肪肝」はあらゆる生活習慣病の原因……18
内臓脂肪や皮下脂肪とは別の異所性脂肪……20
脂肪肝の原因はアルコールではなく糖質!?……22
気づかないで進行していく脂肪肝の怖さ……24
抑えるべきなのはカロリーではなく糖質……26
やせるためには血糖値の急上昇を阻止せよ……28
無理なく続けられる「血糖値ゆる上げダイエット」……30
脂肪肝を改善するのは意外なほど簡単!……32

第2章

「血糖値ゆる上げ」の11ルール

血糖値ゆる上げのルール① 食事のメニューは主体的に選ぶ……38
血糖値ゆる上げのルール② カロリーの数値は気にしない……40
血糖値ゆる上げのルール③ 極端に糖質を減らす必要はない……42
血糖値ゆる上げのルール④ 糖質を減らした分はタンパク質で補う……44
血糖値ゆる上げのルール⑤ フルーツはできるだけ控える……46
血糖値ゆる上げのルール⑥ 適量を守ればお酒もOK……48
血糖値ゆる上げのルール⑦ 食事と食事の間隔を空けすぎない……50
血糖値ゆる上げのルール⑧ タンパク質や野菜を先に食べる……52
血糖値ゆる上げのルール⑨ よく噛んでゆっくり食べる……54
血糖値ゆる上げのルール⑩ 高カカオチョコと緑茶を活用する……56
血糖値ゆる上げのルール⑪ 油脂類を味方にする……58

CONTENTS

第3章 外食の食べ方を変える

牛丼の「血糖値ゆる上げ」ワザ① ごはんの量はできるだけ減らす……64
牛丼の「血糖値ゆる上げ」ワザ② サイドメニューから先に食べ始める……66
牛丼の「血糖値ゆる上げ」ワザ③ 時間をかけてゆっくり食べる……68
中華料理の「血糖値ゆる上げ」ワザ① サラダ代わりに栄養豊富な青菜炒めを……70
中華料理の「血糖値ゆる上げ」ワザ② 点心は「皮」の厚さに注意!……72
中華料理の「血糖値ゆる上げ」ワザ③ メイン料理には辛い料理をチョイス……74
ラーメンの「血糖値ゆる上げ」ワザ① まずは具を食べて「ゆる上げ」を準備する……76
ラーメンの「血糖値ゆる上げ」ワザ② 麺のゆで加減は「硬め」がベスト……78
ラーメンの「血糖値ゆる上げ」ワザ③ ごはん+ラーメンのセットは危険……80
そば・うどんの「血糖値ゆる上げ」ワザ① そばとうどん、糖質が高いのはどっち?……82
そば・うどんの「血糖値ゆる上げ」ワザ② トッピングするならネバネバ系食材……84
そば・うどんの「血糖値ゆる上げ」ワザ③ やせるのはざるそば? 天ざる?……86
寿司の「血糖値ゆる上げ」ワザ① 寿司の前に〝つまみ〟を食べる……88

寿司の「血糖値ゆる上げ」ワザ②
少なめのシャリでネタを楽しむ……90
寿司の「血糖値ゆる上げ」ワザ③
しょうゆは「ちょいつけ」にとどめる……92
イタリアンの「血糖値ゆる上げ」ワザ①
前菜の力で血糖値の上昇を抑える……94
イタリアンの「血糖値ゆる上げ」ワザ②
メイン料理を先に食べる……96
イタリアンの「血糖値ゆる上げ」ワザ③
パスタとピザは何を食べてもOK……98
焼肉の「血糖値ゆる上げ」ワザ①
焼肉という選択に「罪悪感」はいらない……100
焼肉の「血糖値ゆる上げ」ワザ②
ゆる上げ効果を左右する「脇役」とは？……102
焼肉の「血糖値ゆる上げ」ワザ③
「ごはんもの」の誘惑に勝つ……104
カレーの「血糖値ゆる上げ」ワザ
インドカレーのナンは半分にする……106
お好み焼きの「血糖値ゆる上げ」ワザ
餅のトッピングとソースのかけすぎはNG……108
ファストフードの「血糖値ゆる上げ」ワザ
ハンバーガーより糖質が高いのは？……110

第4章 コンビニで食べるものを変える

栄養成分表示、どう見ればいい？……116
血糖値が上がりにくいランチの組み立て方……118

CONTENTS

おにぎりを選ぶなら玄米・雑穀米……120
菓子パンは食事ではなくスイーツと考える……122
冬場のおでんは低糖質素材の宝庫……124
レジ横の揚げ物は敬遠する必要なし……126
うまく活用したい高プロテイン食品……128
清涼飲料水は血糖値を爆上げする……130
コンビニスイーツはシェアして食べる……132

第5章 飲み会の飲み方・食べ方を変える

最初の2杯は好きなお酒を楽しもう……138
お酒を飲む前におつまみを食べる……140
タンパク質や食物繊維が豊富なおつまみを選ぶ……142
甘い味付けのおつまみには要注意……144
お酒の合間に「緑茶」を飲む……146
勢いやノリに任せてシメを食べない……148

飲み会当日は朝食・昼食をきちんと食べる……150
家飲みの優秀おつまみはコンビニでそろう……152

第6章

家の食事を変える

高タンパクで食物繊維豊富な食品を常備する……158
調味料の糖質はバカにできない……160
朝食はひと手間かけて糖質カット……162
揚げ物の糖質を減らすコツは衣の薄付け……164
市販のルウに頼らずにカレーをつくる……166
ハンバーグのつなぎに豆腐を使う……168
和惣菜はできるだけ薄味に……170
鍋料理を積極的にとりいれる……172
サラダには余分な糖質を加えない……174

CONTENTS

「血糖値ゆる上げダイエット」食事の7カ条……176

おわりに……178

コラム

ブロッコリーは最強の野菜？……34
毎日食べたい「超」優良食品――卵……60
やせる！〝ちょい混ぜ〟メニュー……112
危険な甘味料「果糖ぶどう糖液糖」……134
ストロング系チューハイは肝臓の敵……154

第1章

脂肪がたまるしくみを知ろう

やせようと頑張っているのになかなか体重が落ちないのはなぜでしょうか？　その原因は「脂肪肝」かもしれません。今や日本人の3人に1人が脂肪肝だと言われています。この症状を放置していると、どれだけ努力してもやせなくなるばかりか、糖尿病や腎臓病など大きな病気を招く可能性があります。では、〝脂肪肝〟とはどのようなものなのか？　まずは基礎知識を学びましょう。

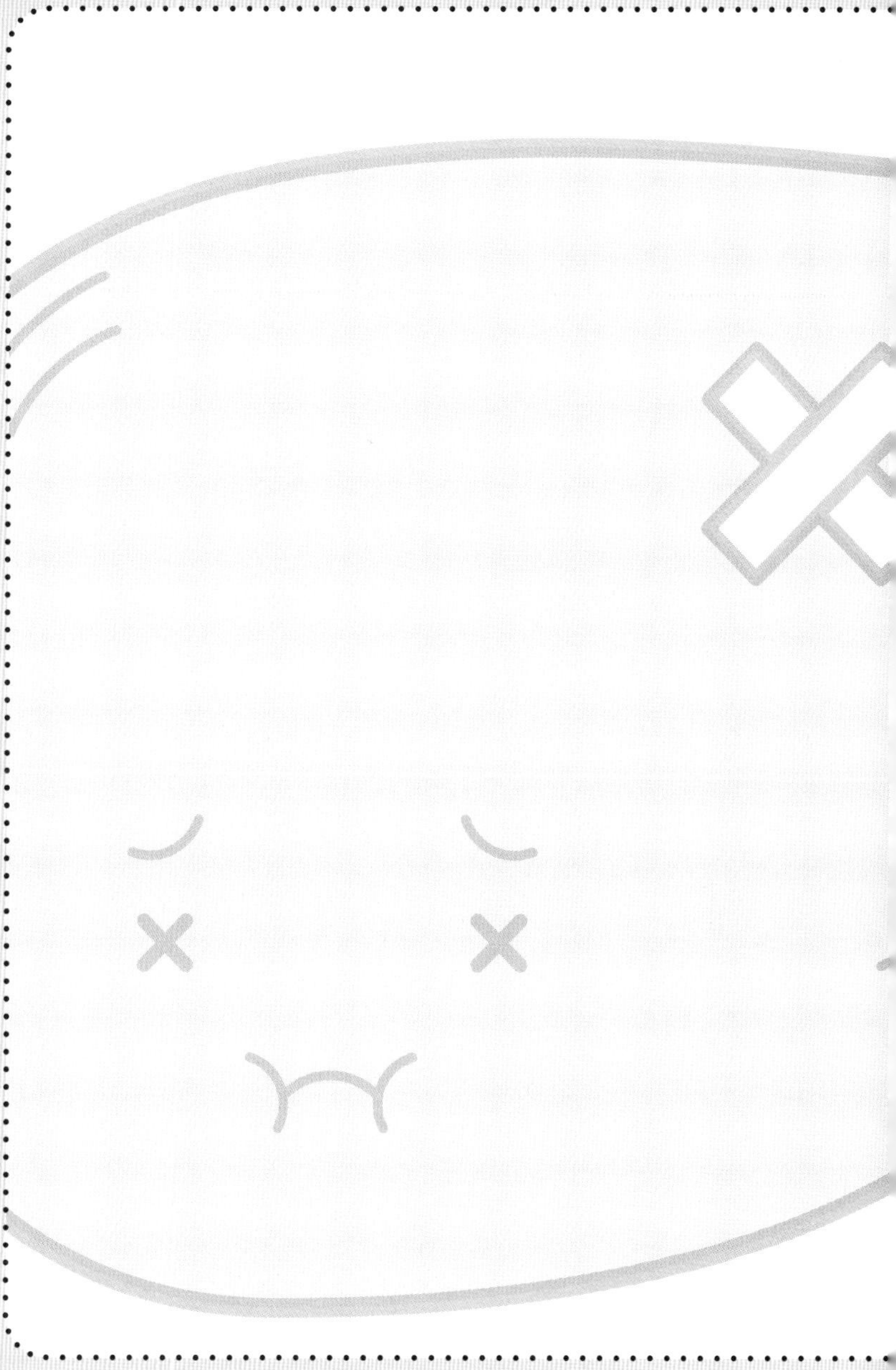

ドカ食いしていないのに脂肪がつくのはなぜ？

「たくさん食べているわけじゃないのに、どうして太ってしまうの？」

読者のみなさんは、そんな疑問を持っているのではないでしょうか。

その原因は「脂肪肝」かもしれません。

脂肪肝とは、余分な中性脂肪がたまった肝臓のこと。具体的には、全体の肝細胞の20％以上に脂肪がついた状態を脂肪肝と呼びます。

肝臓には本来、代謝という働きがあります。代謝とは、体内にとりこんだエネルギーを必要な形に変換し、余分なものを排出するシステムですが、脂肪肝になった肝臓は、この代謝機能が極端に下がってしまいます。そのため、体が脂肪をため込みやすくなるのです。

しかも、脂肪肝になると、肝細胞が炎症を起こして次々に壊れていきます。そのせいで肝細胞が抱えていた中性脂肪はどんどん血中に流れ出ていくことに……。

血中に流れ出た中性脂肪は行き場を失って、やがて内臓脂肪や皮下脂肪として蓄えられます。「大量に食べていないのになぜか太ってしまう」という現象は、これが原因だったのです。

やせられないだけでなく、太る原因にさえなるのが、この脂肪肝。健康的にやせるには、まず脂肪肝の問題と向き合うことから始めましょう。

肝臓が脂肪肝になると……

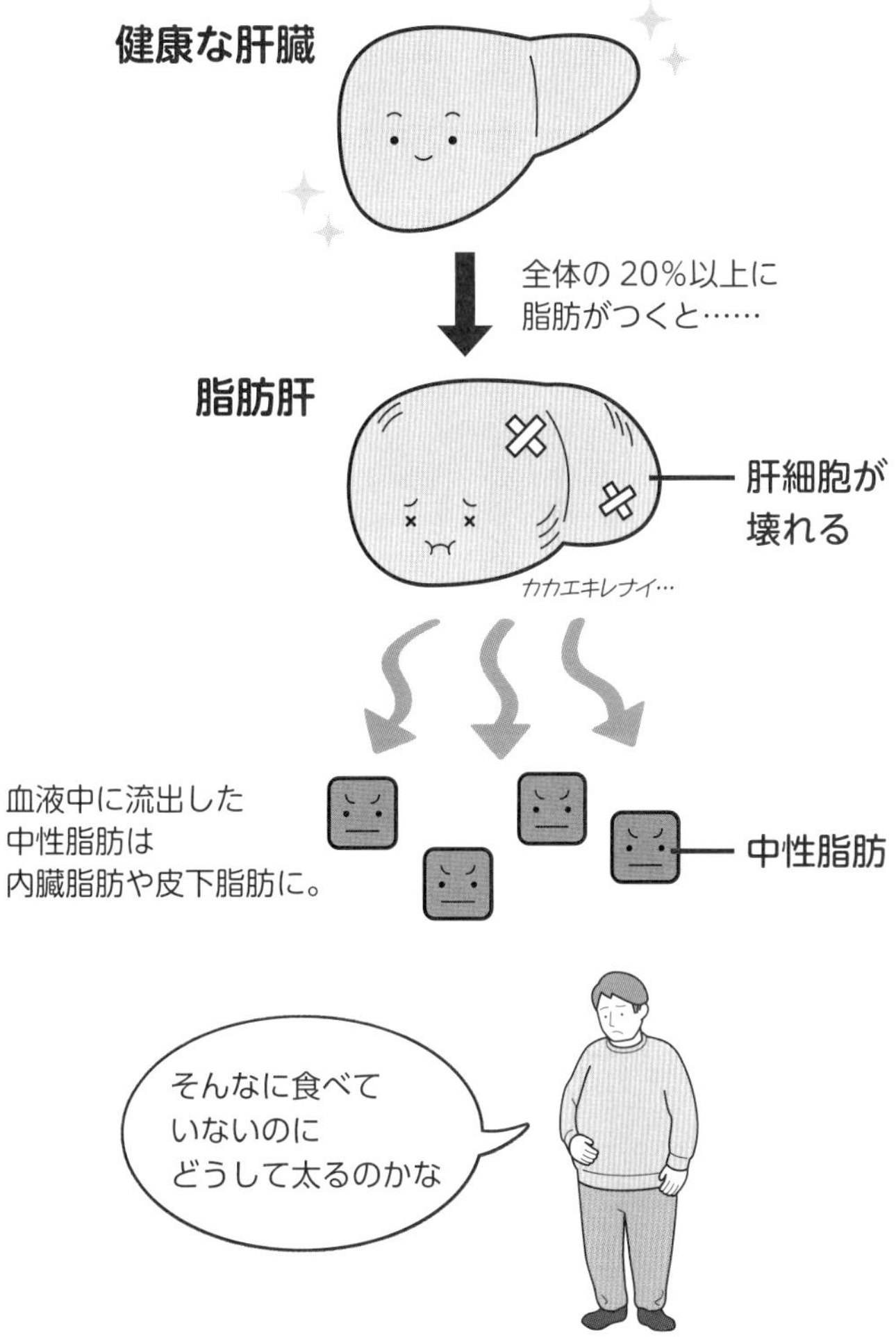
健康な肝臓
全体の 20%以上に
脂肪がつくと……
脂肪肝
肝細胞が
壊れる
カカエキレナイ…
血液中に流出した
中性脂肪は
内臓脂肪や皮下脂肪に。
中性脂肪
そんなに食べて
いないのに
どうして太るのかな

➡脂肪肝の可能性大

「脂肪肝」はあらゆる生活習慣病の原因

肝臓は、代謝の他に有害物資の解毒・分解、胆汁《たんじゅう》の生成といった働きも担っています。ところが、脂肪肝になった肝臓はこれらの機能を十分に果たすことができません。それどころか、壊れた肝細胞から中性脂肪が血中に流れ出すと、それがあらゆる生活習慣病を招きます。

糖尿病、腎臓病、心筋梗塞《こうそく》、脳出血、脳梗塞、高血圧、認知症、歯周病、肥満……。

こうした病気には、必ずと言っていいほど脂肪肝が関係しているのです。脂肪肝には深刻な病気の「芽」が潜んでいると言ってもいいでしょう。

脂肪肝を放置すると、肝硬変《かんこうへん》から肝臓がんに進行するケースもあります。健康診断で「要注意」と指摘されても「大丈夫だろう」と放置するのは、非常に危険なのです。

ただし、脂肪肝は決して改善できないものではありません。カギとなるのが「食事」です。食べ方を少し変えるだけで、脂肪肝の進行を食い止める（遅らせる）ことができるのです。

脂肪肝はさまざまな生活習慣病の原因になると書きましたが、言い方を換えれば、脂肪肝を改善すれば深刻な病気を遠ざけられる、ということでもあります。

やせることはもちろん、健康な体を手に入れるために、脂肪肝の改善を目指しましょう。

生活習慣病の原因となる脂肪肝

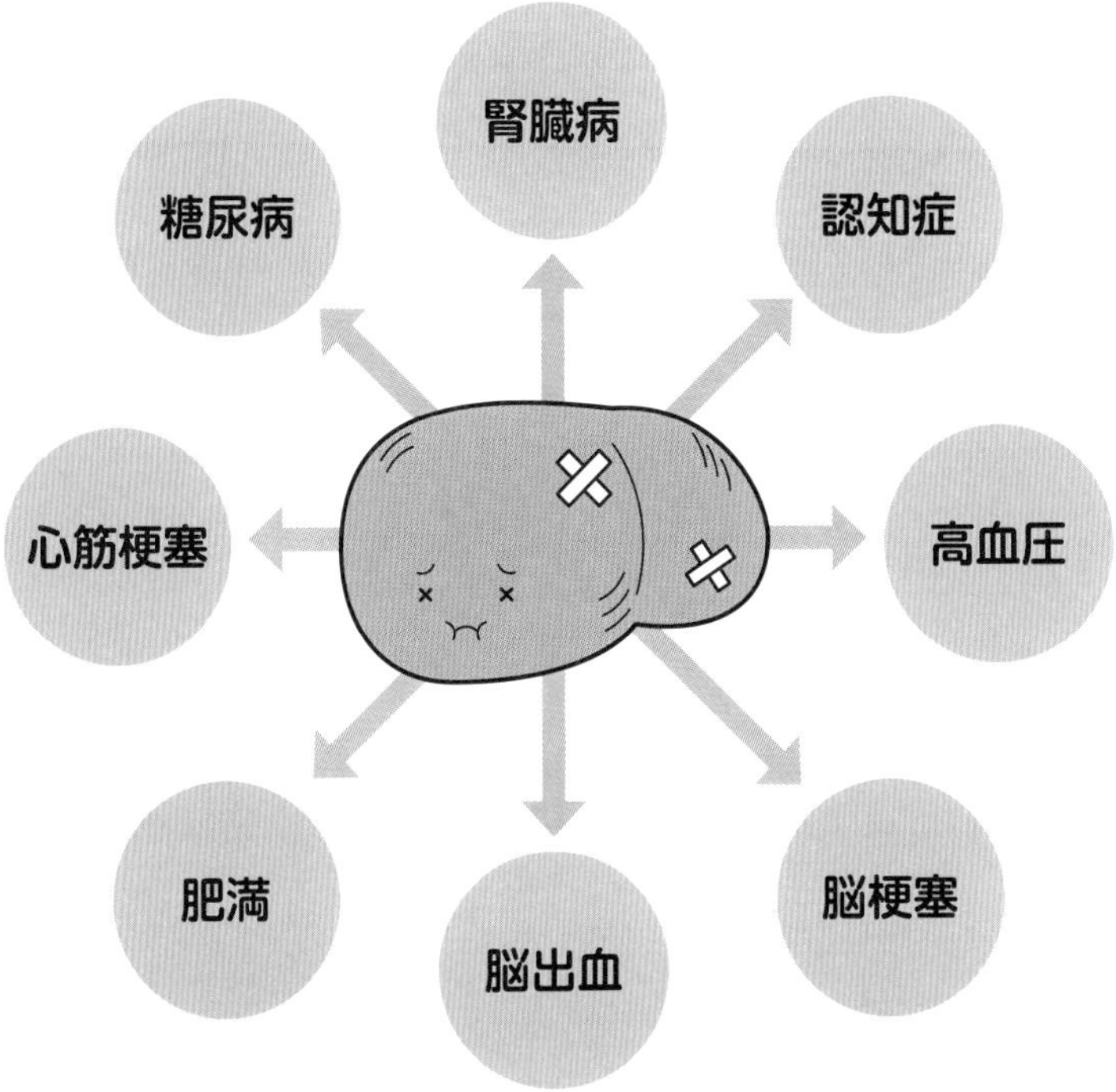

腎臓病
認知症
高血圧
脳梗塞
脳出血
肥満
心筋梗塞
糖尿病

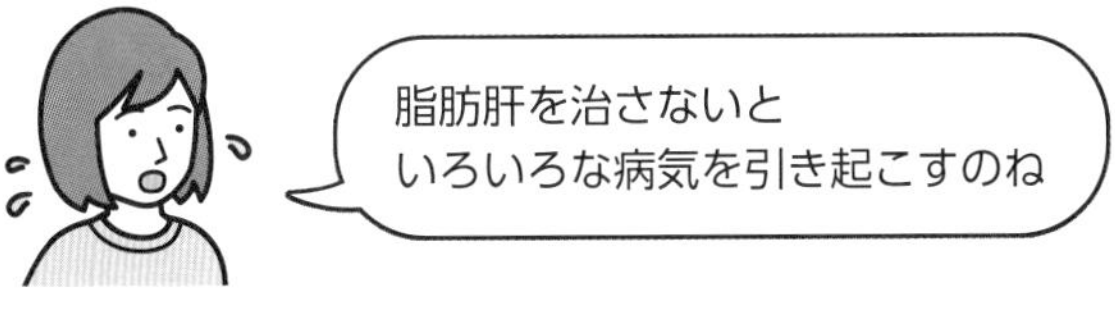

脂肪肝を治さないと
いろいろな病気を引き起こすのね

脂肪肝になると、代謝や解毒など肝臓本来の機能が低下して、体内に深刻なダメージを与える。

➡脂肪肝の改善は健康上の課題でもある

内臓脂肪や皮下脂肪とは別の異所性脂肪

肥満には、内臓脂肪型肥満、皮下脂肪型肥満の2種類があります。どちらも原因は使われることなく行き場を失った中性脂肪。中性脂肪が内臓の周囲にたまるのが内臓脂肪型肥満、皮膚の下にたまるのが皮下脂肪型肥満です。

内臓脂肪型肥満は、おへその周囲がポッコリふくらむので「リンゴ型肥満」とも呼ばれます。このタイプの肥満になるのは男性が圧倒的に多く、脂肪肝を伴っていることがほとんどです。

一方、女性に多いのが、下腹部やお尻がデップリする皮下脂肪型肥満。「洋ナシ型肥満」とも呼ばれるこのタイプは、美容面の問題はともかくとして、健康面での危険度はそれほど高くありません。

ただし、内臓に脂肪がつきにくいのはエストロゲンという女性ホルモンの効果によるものですから、エストロゲンの分泌量が激減する50歳以降は、その効果が次第に期待できなくなります。つまり、女性も中高年以降は危険度の高い内臓脂肪型肥満にシフトしていくので、決して油断はできません。

内臓脂肪、皮下脂肪とは別に「第三の脂肪」と呼ばれるのが、異所性脂肪《いしょせいしぼう》。

肝臓、すい臓やその周囲、また、筋肉など本来ならつくはずのない場所についてしまう脂肪で、脂肪肝はこの異所性脂肪に分類されます。

内臓脂肪、皮下脂肪、異所性脂肪

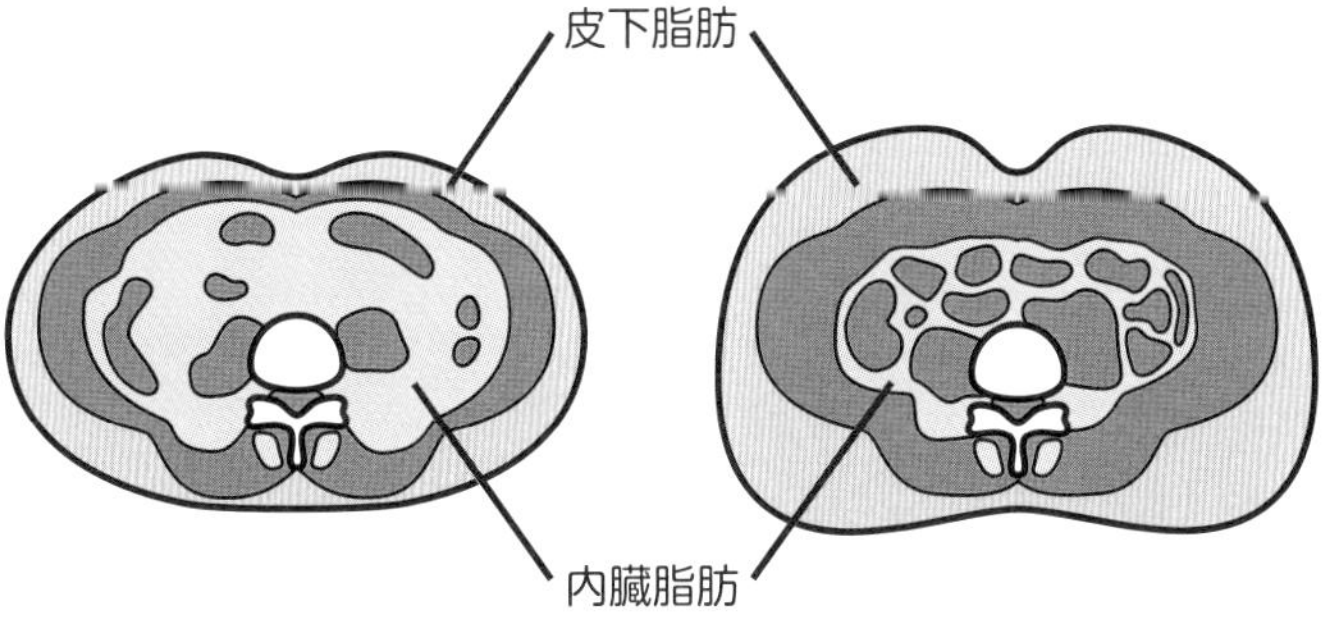

内臓脂肪型肥満
(リンゴ型肥満)

皮下脂肪型肥満
(洋ナシ型肥満)

異所性脂肪

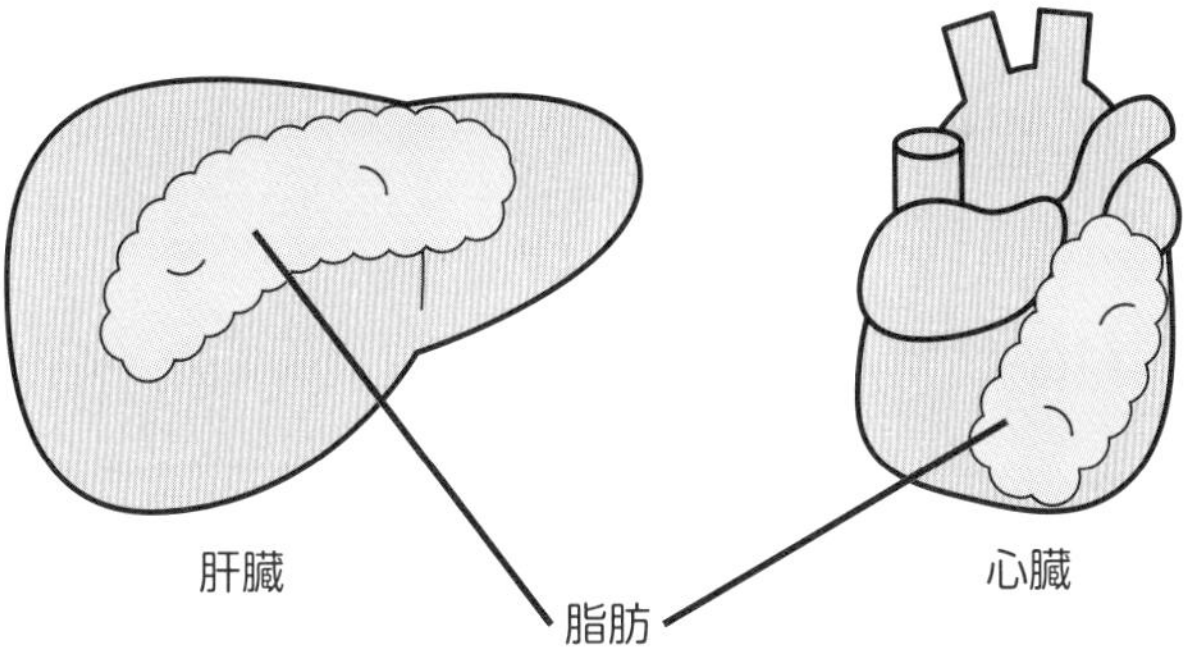

本来つかない場所についてしまう脂肪。
蓄積されると臓器の機能が低下する。

脂肪肝の原因はアルコールではなく糖質!?

脂肪肝というと「お酒の飲みすぎ」が原因だと思われがちですが、それは複数ある原因のひとつでしかありません。

日本人の場合は、アルコールを原因としない脂肪肝（非アルコール性脂肪性肝疾患）になっている人の方が圧倒的に多いのです。

アルコールを原因としない脂肪肝の場合、その原因のほとんどは「糖質」のとりすぎです。

私たちが食べ物などから摂取した糖質は消化酵素によってブドウ糖に分解されたあと、血液によって全身に運ばれ、エネルギー源として消費されます。

ところが、肝臓はブドウ糖をグリコーゲンに合成して貯蔵します。血液中のブドウ糖が不足したときには、このグリコーゲンが再びブドウ糖に戻されて、エネルギー源として使われるのです。

グリコーゲンの貯蔵量には限度があるため、余分なブドウ糖はグリコーゲンではなく、中性脂肪として蓄えられます。こちらも血液中のブドウ糖が不足したときのエネルギー源として必要なものなので、健康な肝臓には3～5％程度の中性脂肪が常に確保されているのです。

ところが、血液中のブドウ糖があまりにも多くなると、肝臓に大量の中性脂肪がたまることに……。これが「脂肪肝」の状態なのです。

脂肪肝の原因は"糖質"のとりすぎ

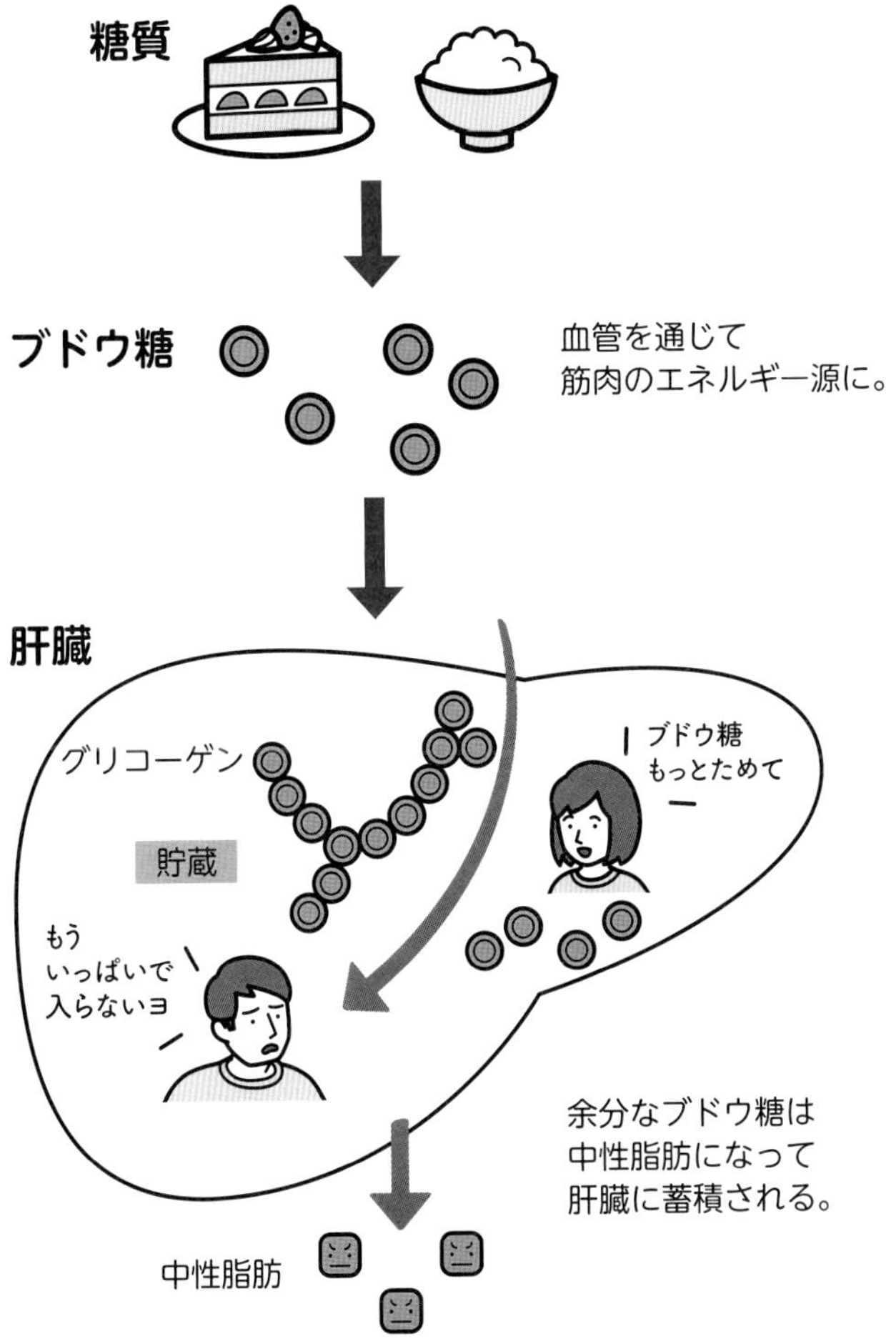
糖質
ブドウ糖
血管を通じて
筋肉のエネルギー源に。
肝臓
グリコーゲン
貯蔵
ブドウ糖
もっとためて
もう
いっぱいで
入らないヨ
余分なブドウ糖は
中性脂肪になって
肝臓に蓄積される。
中性脂肪

➡アルコールや脂質より糖質の過剰摂取に注意！

気づかないで進行していく脂肪肝の怖さ

脂肪肝には、すぐに気付くようなわかりやすい症状はありません。

もともと肝臓には痛みを感じる神経がないので、相当なダメージを受けていても自覚症状を得るのが難しいのです。

深刻な状態まで悪化すれば、倦怠感《けんたいかん》や黄疸《おうだん》などの症状が出始めますが、その頃にはすでに肝硬変の段階にまで進行していることがほとんど。だからこそ、できるだけ早く自分が脂肪肝であることに気付くことが必要なのです。

ひとつの目安として、BMI値（体重と身長から肥満度を表す値）が挙げられます。BMI値25以上で内臓脂肪型肥満の男性は、脂肪肝の可能性が高いと見て間違いないでしょう。

また、もしお手元に健康診断の結果があれば、「肝機能検査」の項目を確認してみてください。ALT（GPT）、AST（GOT）の数値が書かれているはずです。

これは、肝臓でタンパク質の代謝が行われる際に関係する酵素の量を示しています。その数値が共に20IU／Lを超えている場合は、脂肪肝の可能性が高いでしょう。

その上で、さらにALTの値がASTの値より大きい場合は、糖質とりすぎの脂肪肝、つまり非アルコール性脂肪性肝疾患である可能性が高いと考えられます。

静かに進行していく脂肪肝の怖さ

- □ 運動が嫌いだ（定期的に体を動かす習慣がない）
- □ ごはんをよくおかわりする（週に5日以上）
- □ 食事はまずごはん（炭水化物）から食べ始める
- □ つい料理に調味料を足してしまう
- □ 甘いものは控えているが、フルーツはよく食べる
- □ 食事は10分以内に食べ終わる
- □ お酒を飲んだあと、シメにラーメンを食べてしまう
- □ 最近、足がむくみやすくなった
- □ 時々ボーッとすることがある

➡3つ以上当てはまったら脂肪肝かもしれません

健康診断では2つの数値をチェック

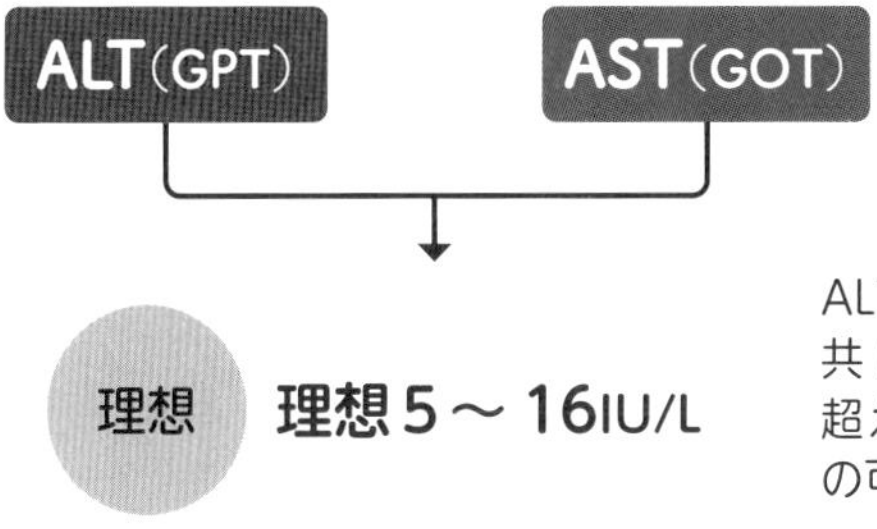

ALTとASTが共に20IU/Lを超えると脂肪肝の可能性大。

抑えるべきなのはカロリーではなく糖質

「カロリー制限」は長きにわたってダイエットの王道でした。しかし、カロリーを控えても必ずやせられるわけではないということは、今や常識になりつつあります。

カロリーだけのことを考えるなら、脂肪やタンパク質を積極的に減らす方が「ダイエット向き」だと思われるかもしれません。

しかし、これが大きな落とし穴。カロリーだけを減らそうとすると、かえって糖質過多になりやすく、結果的に脂肪肝を悪化させてしまうのです。そうなると、やせないどころか、ますますやせにくい体になってしまいます。

それなら厳しく糖質を制限すればいいのかというと、それも正しくありません。確かに糖質をほとんど摂取しない食生活を続ければ、肝臓に蓄えられている中性脂肪が使われるため、一時的に脂肪肝が改善されるでしょう。

ところが、私たちの体には生命を維持するための非常用のエネルギー源として、肝臓にある程度の中性脂肪を確保しておくしくみが備わっています。中性脂肪が極端に減少すると、異変を察知して、脳が体中の中性脂肪を肝臓に送るように働きかけるのです。その結果、全身の脂肪が肝臓に集まり、脂肪肝が一気に悪化します。

これでは一時的にやせても、かえって深刻な症状を招くことになりかねません。

糖質の極端な制限はNG

やせるのはどっち？

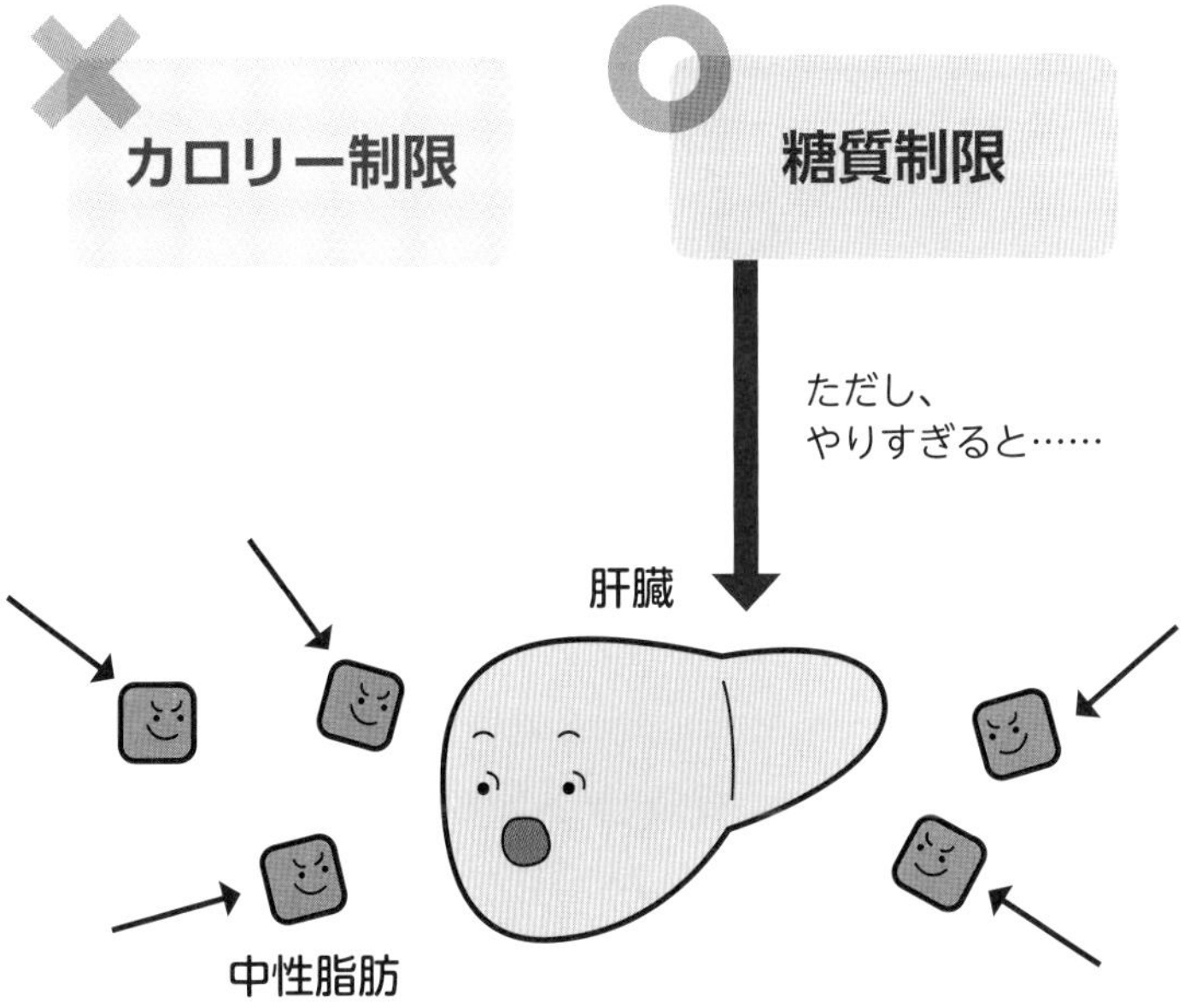

糖質をほとんどとらないでいると、肝臓にある中性脂肪が極端に減ってしまう。この状態を体が緊急事態だと捉え、全身から肝臓に中性脂肪が集まってくるため、かえって脂肪肝が悪化する。

一般的な日本人の
糖質摂取量（1日）
320g

望ましい１日の
糖質摂取量

250g（男性）
200g（女性）

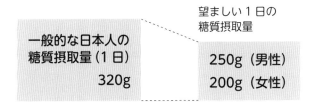

やせるためには血糖値の急上昇を阻止せよ

多くの脂肪肝は、糖質過多の食生活によって起こります。だとすれば、まずはその食生活を根本的に見直さなければ脂肪肝は改善されません。とはいえ、厳しい糖質制限を続ければ、かえって脂肪肝を悪化させてしまうことはすでに述べた通りです。

では、どうすればいいのでしょうか?

ここで知っておきたいのが「インスリン」というホルモンの働きです。

食後に血糖値が上がると、すい臓からインスリンが分泌され、血液中のブドウ糖を肝臓や筋肉に取り込ませるように働きます。それと同時に、余分なブドウ糖を中性脂肪に変え、肝臓などに蓄積させるよう促します。このように血糖値を安定させるのがインスリンの役目なのです。

もっとも、インスリンの分泌量のバランスがうまく取れていれば、脂肪肝にも肥満にもなることはありません。

ところが、糖質を大量に摂取して血糖値が急上昇すると、それを抑えるためにインスリンが大量に分泌されます。そのせいで中性脂肪の合成に拍車がかかり、それがどんどん体に蓄積されて脂肪肝や肥満が進んでいくことに……。

つまり、やせるためには、血糖値を急上昇させない(=インスリンを過剰に分泌させない)食べ方を実践すべきなのです。

インスリンと中性脂肪の関係

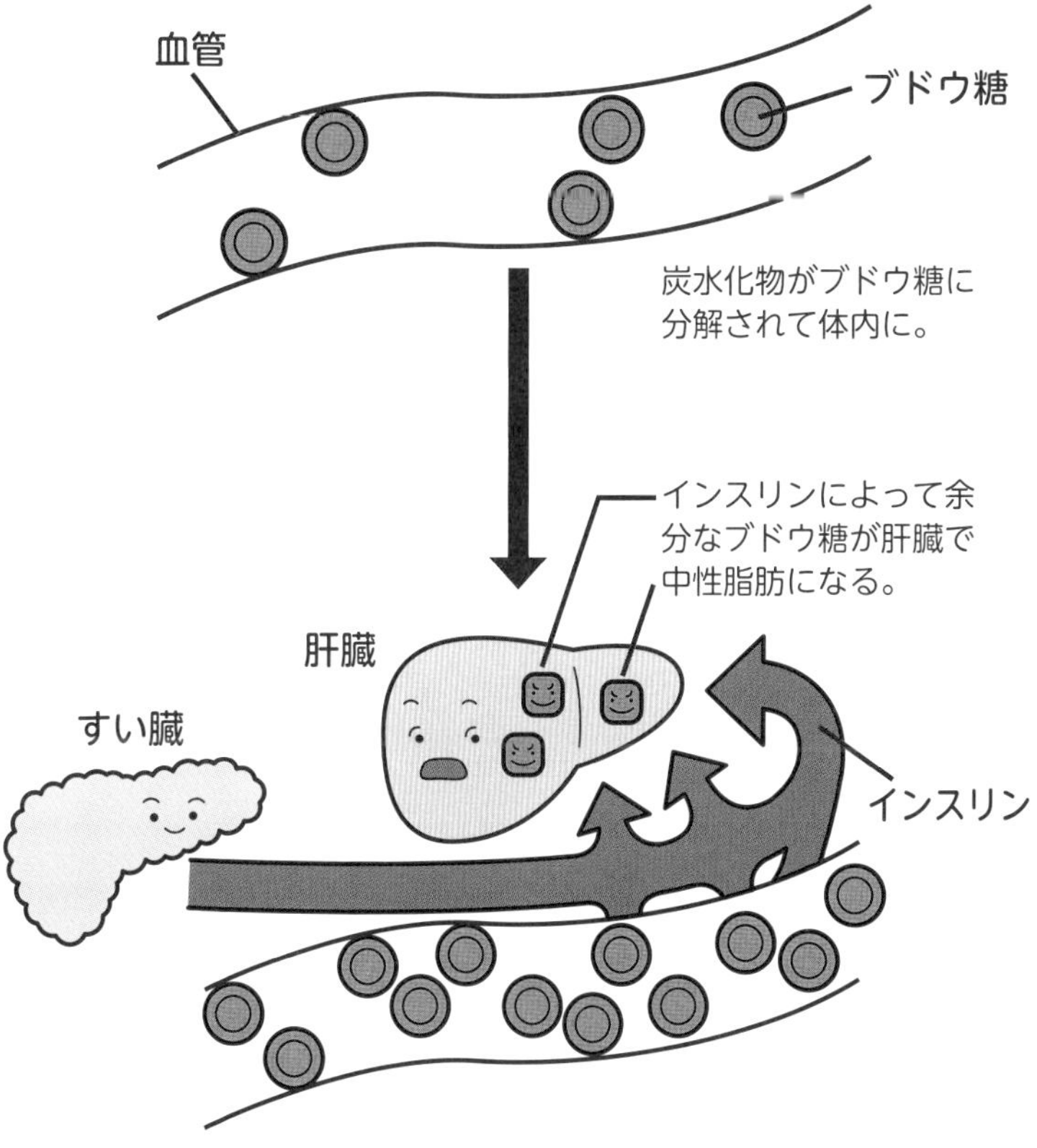
血管
ブドウ糖
炭水化物がブドウ糖に
分解されて体内に。
インスリンによって余
分なブドウ糖が肝臓で
中性脂肪になる。
肝臓
すい臓
インスリン

糖質の大量摂取によって血糖値が上昇するとインスリンの分泌が増加。中性脂肪も増えてしまう。

➡やせるのに必要なのは血糖値を急上昇させない食べ方

無理なく続けられる「血糖値ゆる上げダイエット」

あなたのダイエットがうまくいかないのは「脂肪肝」のせいかもしれません。

　脂肪肝にならないために心がけたいのは、糖質の量をコントロールして血糖値を急上昇させない（ゆるく上昇させる）こと。本書ではこれを「血糖値ゆる上げダイエット」と名付けます。

「血糖値」という名前から専門的で難しい知識が必要なのかと思われるかもしれませんが、そんなことはありません。毎日の食事のなかでちょっとした工夫をするだけ。厳しい食事制限も必要ありません。「糖質オフダイエット」ではないので甘いものやお酒もOK。だからストレスもたまりません。これが「血糖値ゆる上げダイエット」の強みなのです。

　脂肪肝が改善され、健康な肝臓を取り戻すことができれば、糖の代謝がスムーズになります。そこから先は「なかなかやせられない体」から「やせやすい体」に変化する感覚を実感することができるでしょう。

　また、「血糖値ゆる上げ」の食習慣をそのまま継続していけば、脂肪肝のリスクが下がるだけでなく、あらゆる病気のリスクが低下することは先に述べた通り。

「血糖値ゆる上げダイエット」は確実に結果につながり、しかも、健康な体が手に入る最強のダイエット法なのです。

血糖値のコントロールでやせる

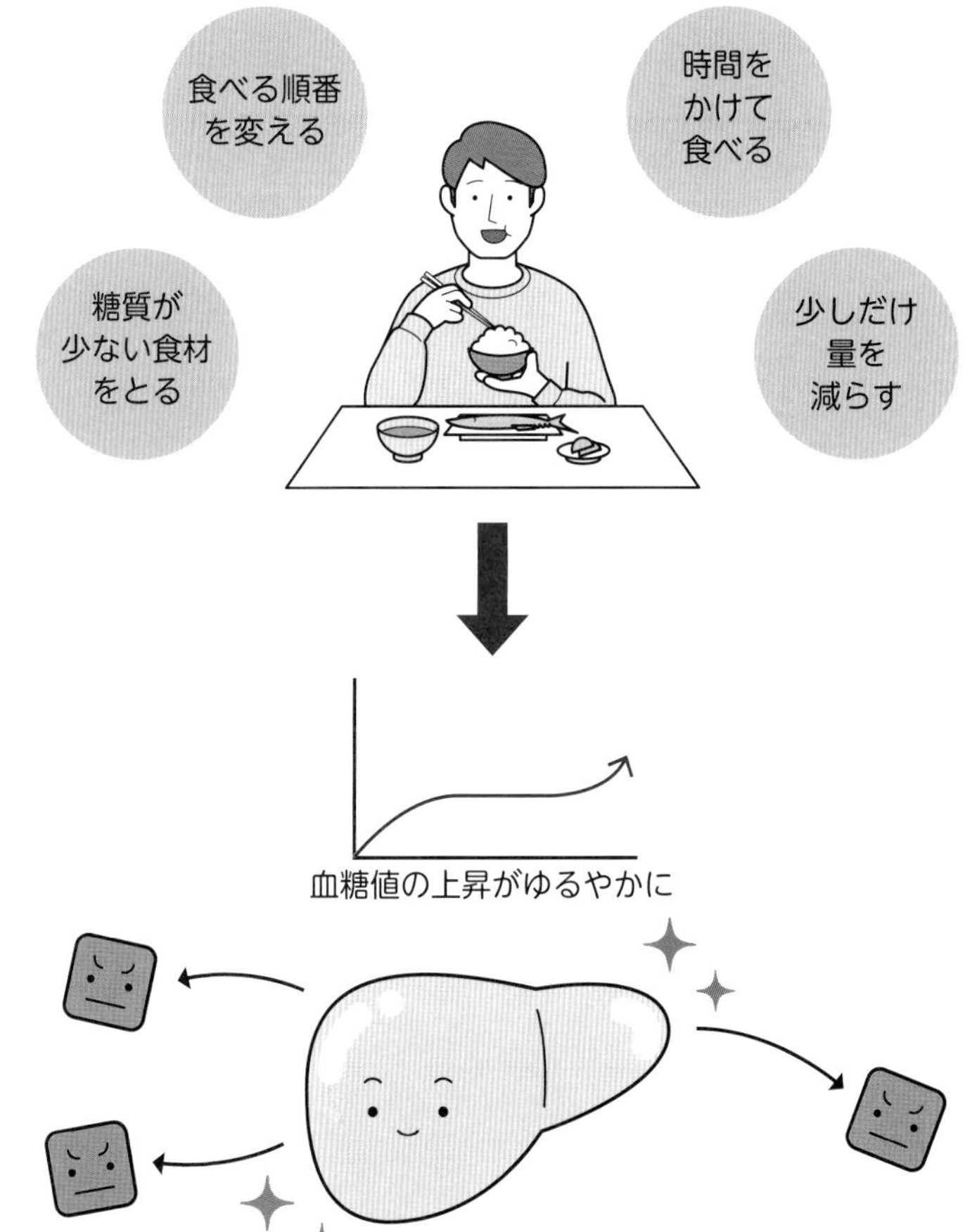
食べる順番
を変える
時間を
かけて
食べる
糖質が
少ない食材
をとる
少しだけ
量を
減らす
血糖値の上昇がゆるやかに
中性脂肪

脂肪肝を改善することによって余分な脂肪がつきづらい（やせやすい）体ができる。

脂肪肝を改善するのは意外なほど簡単！

「血糖値ゆる上げダイエット」は、誰でも実践できる、簡単なダイエット法です。

しかも1週間ほど継続すると、早くも肝機能の改善が見られるようになるのもうれしいところ。

軽めの脂肪肝であれば、症状がすっかり解消される例もあるくらいです。

これは魔法でもなんでもなく、脂肪肝を含む異所性脂肪は危険度が高い一方で、比較的落としやすいという特徴があるからです。

やり方さえ間違わなければ、落とすのは意外なくらい簡単です。

実は、異所性脂肪以上に落としやすいのが内臓脂肪。内臓脂肪型肥満の方は「血糖値ゆる上げダイエット」を実践することで、脂肪肝の改善と同時にパンツのウエスト周りがゆるくなっていくことを実感できるでしょう。

一方、女性に多い皮下脂肪型肥満の場合はやや落としにくいのが特徴で、「やせてきたな」と実感するまでには2カ月ほどかかるかもしれません。

とはいえ、これまでなかなかやせられなかったという方は、その裏に脂肪肝が隠れている可能性が高いので、「血糖値ゆる上げダイエット」で、まずは脂肪肝を改善していきましょう。

多少時間はかかっても必ず効果は出てきますので、気長に続けていくことが大切です。

脂肪肝は簡単に改善できる

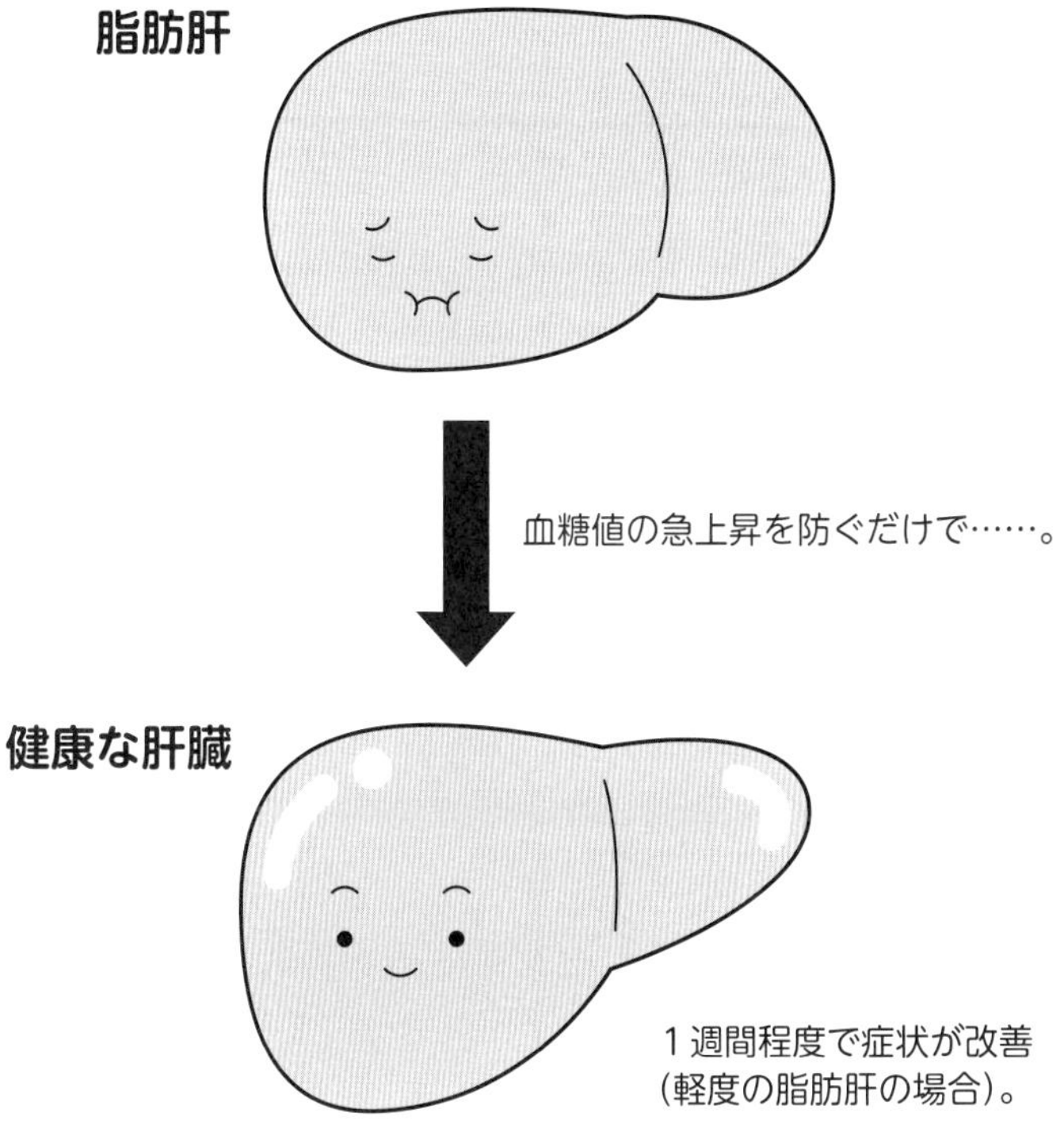
脂肪肝
血糖値の急上昇を防ぐだけで……。
健康な肝臓
1週間程度で症状が改善
(軽度の脂肪肝の場合)。

「血糖値ゆる上げダイエット」の心得

- ●無理をしない
- ●少しずつ切り替える（1品ずつ、1食ずつ）
- ●合わないと思ったらやめてOK

コラム

ブロッコリーは最強の野菜?

農林水産省が「日本人の食生活に欠かせない」と認める「指定野菜」に、2026年から新たに加えられることになったのがブロッコリーです。

指定野菜の追加は、1974年のジャガイモ以来ということで大きな話題になりました。

実はこのブロッコリー、100gあたりのタンパク質量が5・4gと野菜のなかではダントツに高いレベル。タンパク質は筋肉の材料となりますから、体の機能を強化したいアスリートたちがブロッコリーを好むのには理由があったのです。

さらに食物繊維は5・1g/100gと、ゴボウの5・7g/100gにも引けを取らない量です。

逆に気になる糖質量は1・5g/100gとかなり控えめ。これだけでも「血糖値ゆる上げダイエット」の強い味方であることがわかるでしょう。

しかも、健康を維持し、肌や髪の毛を若々しく保つ上で欠かせないカリウムや鉄、葉酸、ビタミンCといった栄養素もたっぷり含まれています。

また、免疫力をアップさせる効果や解毒作用

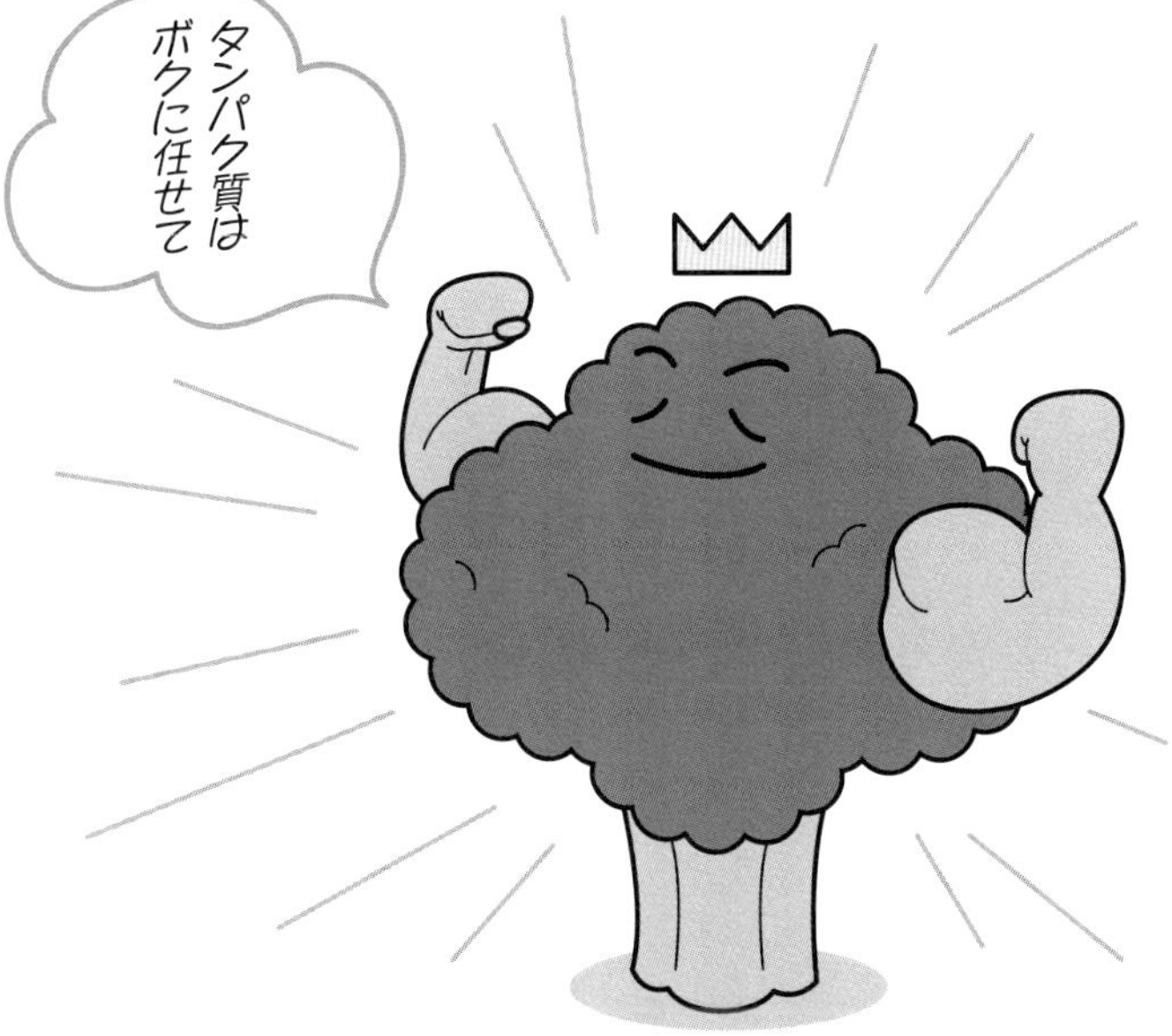

も高いので、がんの予防にも有効だという報告もあります。

さらに注目したいのは、ブロッコリーに豊富に含まれている「スルフォラファン」という成分。スルフォラファンは強力な抗酸化物質で、体内で過剰に増えた活性酸素を取り除いてくれる働きがあるのです。

なお、ブロッコリーの新芽「ブロッコリースプラウト」には、とくに多くのスルフォラファンが含まれていることがわかっています。麺類の具やサラダのトッピングなどにうまく取り入れてみてください。

第2章

「血糖値ゆる上げ」の11ルール

前章では「脂肪肝」のしくみやリスクについて解説しました。たくさん食べているわけではないのに、なぜかやせられない——。そんな症状に悩んでいるとしたら、それは脂肪肝が原因かもしれません。脂肪肝を改善するために大事なことは、糖質の摂取を少なくし、血糖値の上昇をゆるやかにすること。本章では、この「血糖値ゆる上げダイエット」に関する11のルールをまとめました。

血糖値ゆる上げのルール①

食事のメニューは主体的に選ぶ

「血糖値ゆる上げダイエット」を実践するにあたって、ぜひとも心がけていただきたいのは、「自分が食べるものを主体的に選ぶ」ということです。

たとえば職場の同僚とのランチタイム。注文する料理を惰性で選んだり、誰かが選んだものに「何となく」合わせたりしていないでしょうか？

外食で提供される料理は、その多くが高糖質です。そのため、食べる内容と量を意識的に組み立てなければ、あっという間に糖質をとりすぎてしまいます。

もちろん、どうしても食べたいものがあるときは、ガマンしないで思い切って楽しめばいいでしょう。よほどのことがない限り、1回の食事で一気に肥満が進行するようなことはありません。ダイエットを長続きさせるためには、ある程度の「ゆるさ」も必要です。

しかし、毎日深く考えないで選んでいる料理が血糖値を急上昇させ、知らないうちにあなたを太らせているのだとしたら……こんなに危険なことはありません。実際には「何となく」選んでいるものの積み重ねこそが、脂肪肝の悪化につながっているのです。

正しい食習慣は、食事にきちんと向き合う姿勢から始まるのです。

“何となく”をやめよう

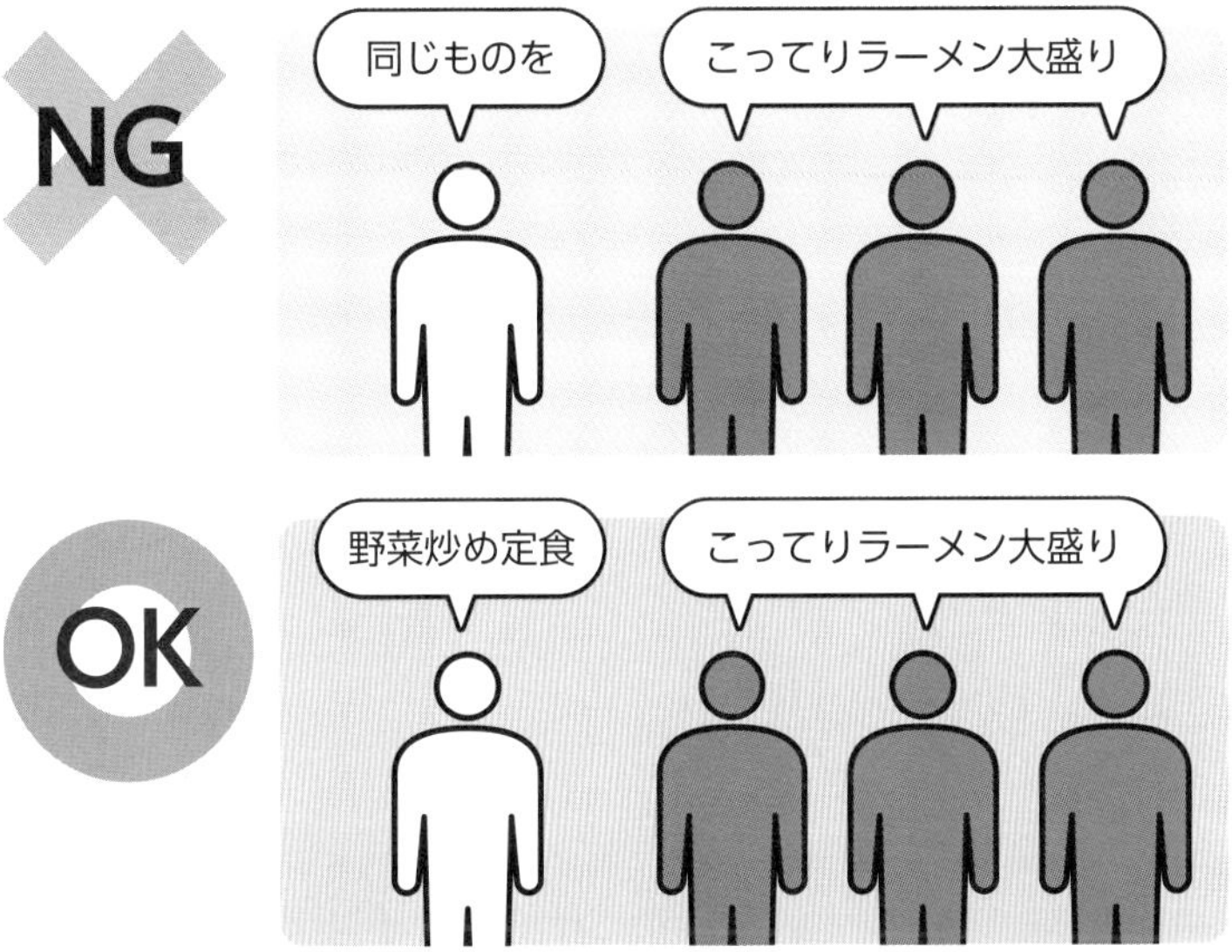

人に合わせて料理を決めると、結局、糖質の多いものを選ぶことになる。できるだけ血糖値を上げないものを主体的に食べることが重要。

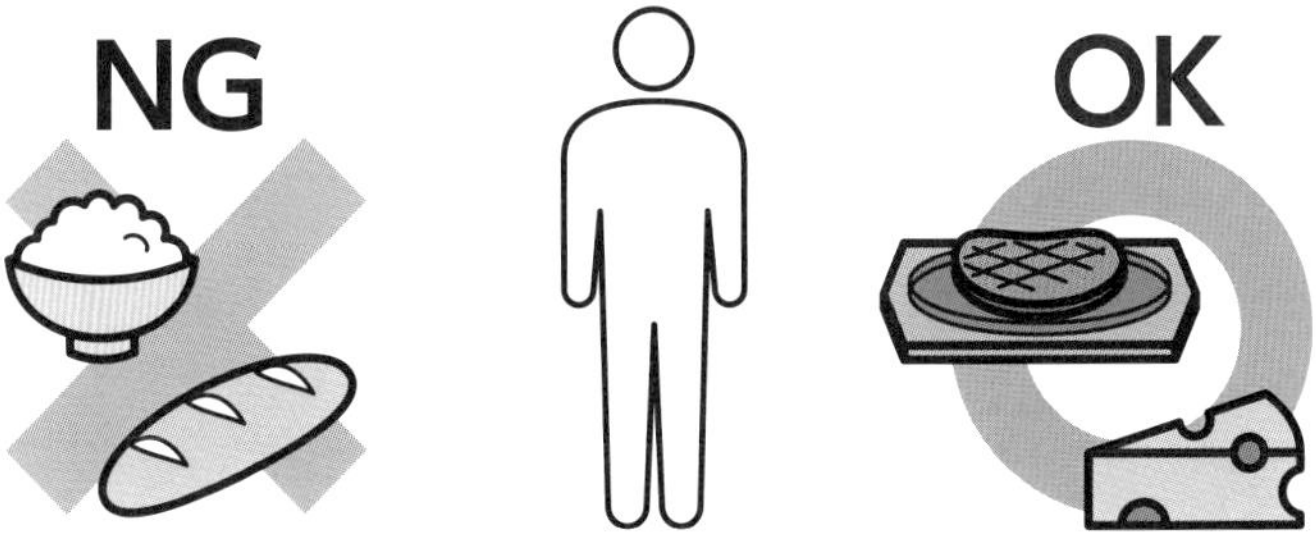

血糖値ゆる上げのルール②

カロリーの数値は気にしない

たとえば、目の前にサーロインステーキと塩おにぎりがあったとします。

「どちらの方がダイエット向き?」と聞かれたら、多くの人が塩おにぎりと答えるのではないでしょうか。

実は「血糖値ゆる上げダイエット」の観点からすると、この選択は大きな間違いなのです。

そこには、ダイエット=カロリー制限という強い思い込みがあるように思えます。

塩おにぎりのカロリーは確かに控えめです。

しかし、問題は「糖質」が多く含まれること。空腹時に食べれば血糖値が急上昇し、インスリンが大量に分泌されます。その結果、脂肪肝が進行し、内臓脂肪や皮下脂肪をため込んでしまうことにもなりかねません。

一方のサーロインステーキは塩おにぎりよりもカロリーは高めですが、糖質はほとんど含まれません。空腹時に食べても血糖値はあまり変化せず、過剰なインスリンの分泌もないという、理想的な「血糖値ゆる上げ」食品なのです。

カロリーが低いからといって糖質量も少ないとは限りません。カロリーだけを意識して食事をすると、太りやすい食品をわざわざ選んでしまう可能性もあるのです。

カロリーを制限するという発想はやめて、これからは糖質に目を向けるようにしましょう。

「ダイエット＝カロリー制限」は誤り

やせたいならどっちを選ぶ？

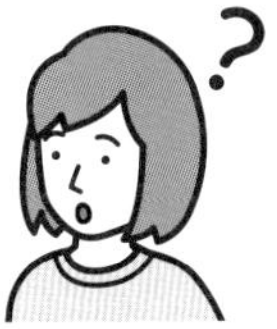

カロリー 高

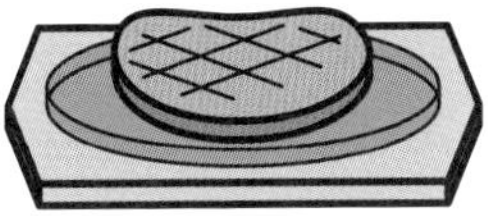

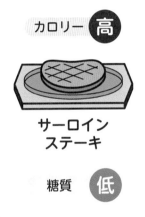

サーロイン
ステーキ

糖質 低

実は……

**脂肪を
ため込みにくい**

カロリー 低

塩むすび

糖質 高

実は……

**脂肪を
ため込みやすい**

カロリーだけを重視すると太りやすい食品を選んでしまう可能性がある。

血糖値ゆる上げのルール③

極端に糖質を減らす必要はない

前項の内容で、おにぎりなどの炭水化物は絶対にNGであるかのような印象を与えてしまったかもしれません。最近は糖質を極端に排除した方がいいと主張する記事も見かけますから、絶対に食べてはいけないと考えている人もいるでしょう。しかし、そうではないのです。

あまりに厳しい糖質制限をすると、かえって脂肪肝を悪化させ、太りやすい体になってしまうということは、第1章でふれた通りです。

「血糖値ゆる上げダイエット」で大事なのは、糖質をとらないことではありません。あくまでも「血糖値を急激に上げない」ことなのです。

血糖値の上昇がゆるやかになるよう糖質のとり方を工夫する、と表現してもいいでしょう。

もちろん、どれだけ工夫しても一度の食事で糖質を大量に摂取すれば、血糖値の急上昇を抑えることはできません。ですから、「量は好きなだけどうぞ」とまでは言えませんが、極端に減らす必要はないでしょう。主食のごはんであれば、いつも食べている量から1~2割減らす「ちょいオフ」で十分。逆に言うと、この1~2割が脂肪肝の元になる余分な糖質なのです。

「そんなゆるさで本当にやせるの？」と思うかもしれませんが、大丈夫です。「糖質ちょいオフ」に「血糖値ゆる上げ」ワザをプラスすれば、結果は確実についてくるのです。

糖質は絶対NGではない

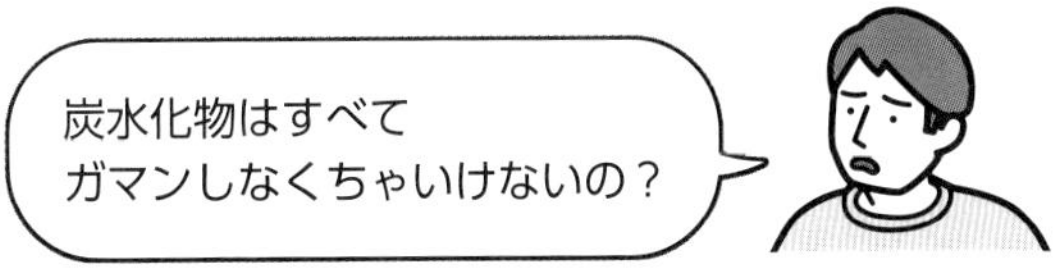
炭水化物はすべて
ガマンしなくちゃいけないの？

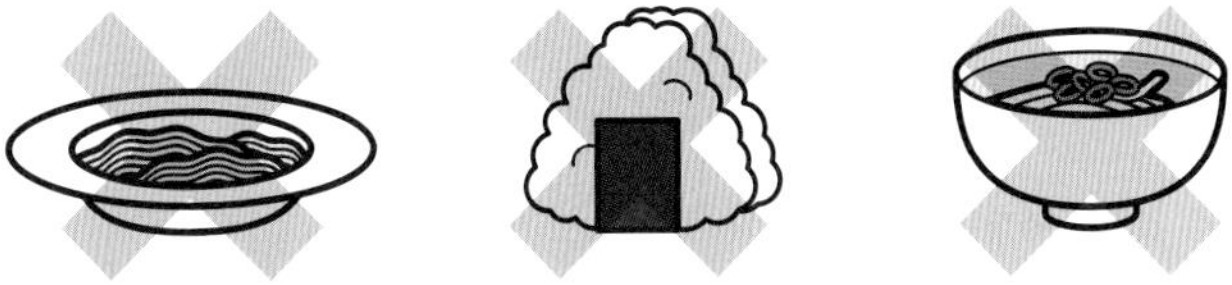

パスタ　おにぎり　うどん

✕ 糖質の高いものを徹底的に排除する

↓ 発想を変える

血糖値が急上昇しないように食べる

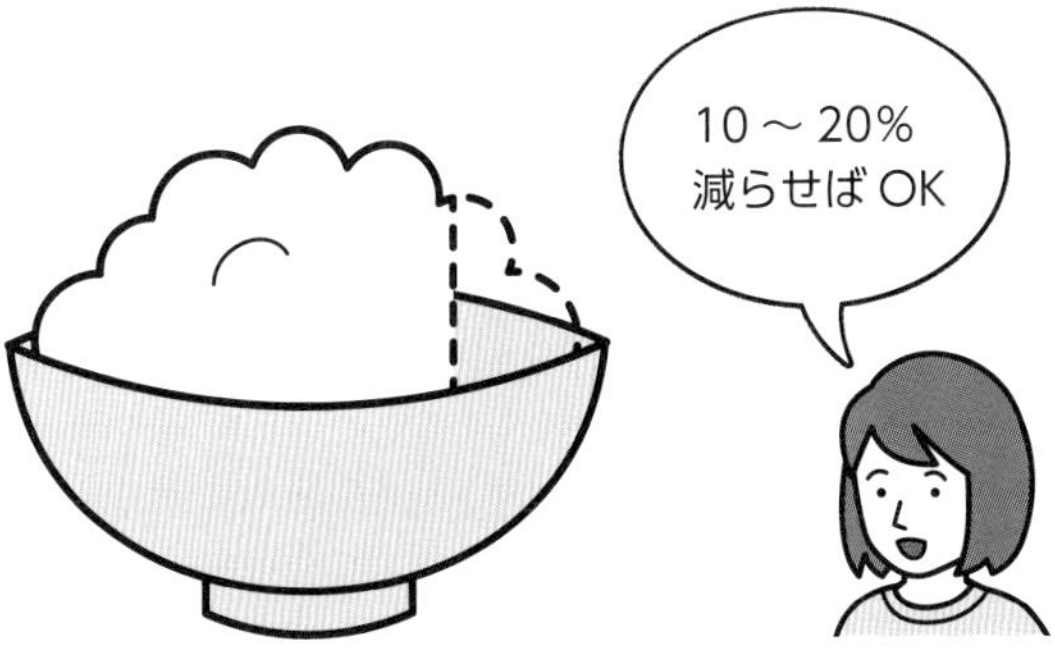
10～20%
減らせばOK

血糖値ゆる上げのルール④

糖質を減らした分はタンパク質で補う

タンパク質が不足するとホルモンバランスが崩れ、脂肪をため込みやすくなることが最近の研究で明らかになってきました。

逆に、動物性のタンパク質をしっかりとると、筋肉の量が増え、そのぶん、基礎代謝量（生命維持のために消費される基本的なエネルギー量）が増えることがわかっています。

つまり、やせる体を手に入れるために大事なことは、タンパク質を十分にとることなのです。

そこでおすすめしたいのは、糖質を減らしたら、そのぶん積極的にタンパク質を補うこと。これなら食事の満足感も損なわれないので、ストレスを感じることなくダイエットを続けることができます。

1日に摂取するタンパク質の目安は、体重と同じ数字のグラム数（体重60kgの人なら60g）です。この数値を目安にタンパク質をとりましょう。

筋肉を増やすのにもっとも効果的なのは肉類です。

肉は牛、豚、鶏、どれでも十分なタンパク質がとれます。鶏なら脂肪分が少ない胸肉がよいでしょう。

また、サバなどの青魚には中性脂肪を減らす効果もありますので、魚のタンパク質も積極的にとってください。

やせたければタンパク質をとろう

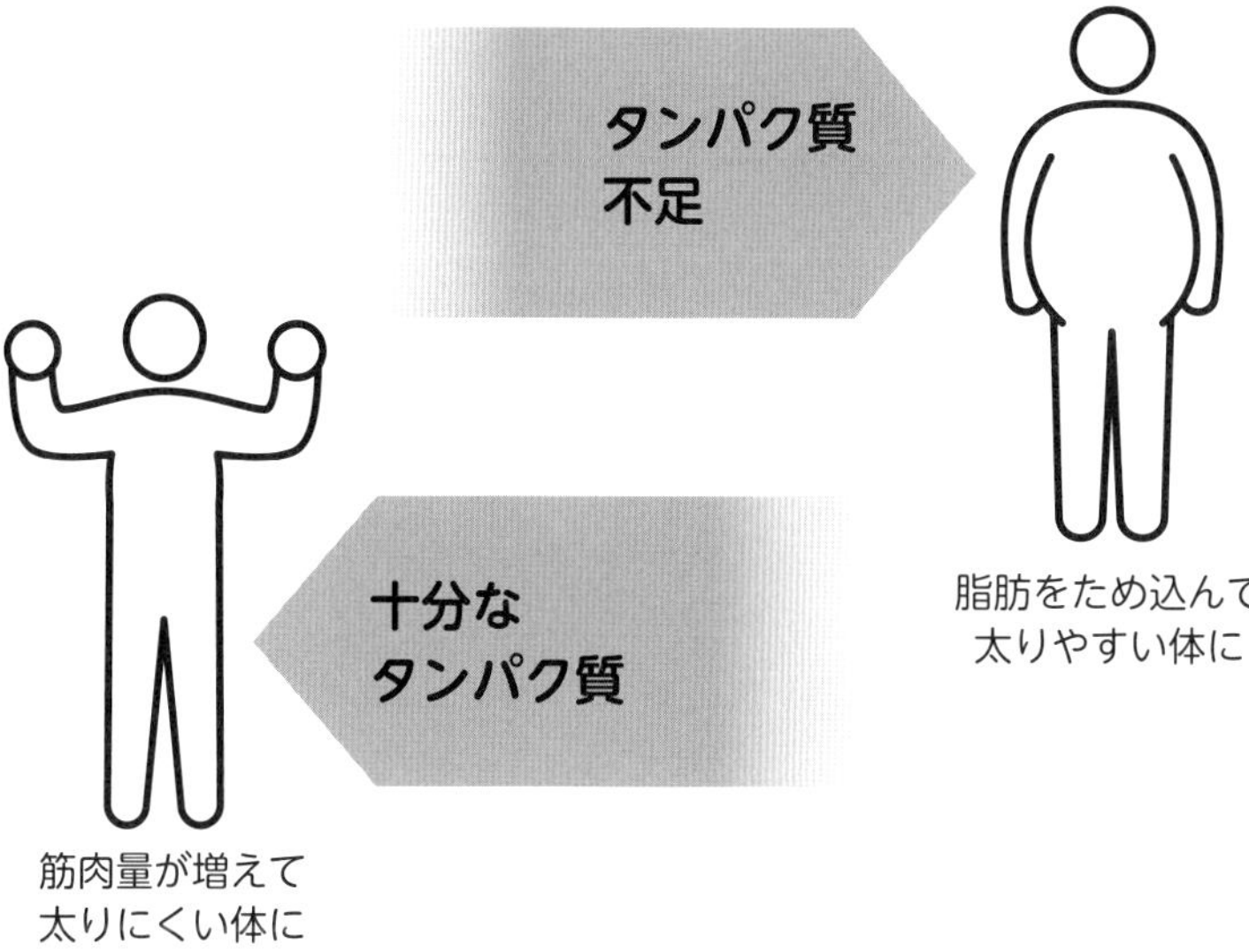
タンパク質
不足
脂肪をため込んで
太りやすい体に
十分な
タンパク質
筋肉量が増えて
太りにくい体に

タンパク質の多い食べ物（一例）

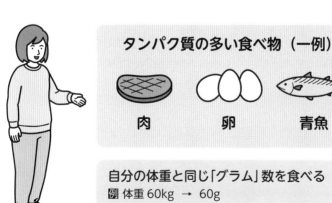

肉　　**卵**　　**青魚**

自分の体重と同じ「グラム」数を食べる

例 体重 60kg → 60g

血糖値ゆる上げのルール⑤

フルーツはできるだけ控える

「血糖値ゆる上げダイエット」は、血糖値の急上昇をさせないことで脂肪肝を改善するメソッドです。ですから、個別の食材について厳しい食事制限を課すことは基本的にはありません。

ただ、ひとつだけ、できる限り食べるのを控えていただきたいものがあります。

それはフルーツ。フルーツにはビタミンやミネラルなどが豊富に含まれていますが、一方で「果糖」という糖分も多く含まれています。

実は、この果糖がかなりのクセモノ。食後血糖値を上げることはないのですが、そのほとんどが肝臓で代謝され、ダイレクトに中性脂肪に変わってしまうのです。

とくに最近のフルーツはよりおいしくなるよう品種改良されているので、含まれている果糖の量も多くなっています。

私が過去に診察した患者さんで短期間に脂肪肝が悪化した方がいらっしゃいました。話を聞いてみると、シャインマスカットにハマって、1週間毎日のように食べていたのだとか。

甘いシャインマスカットには多くの果糖が含まれますから、それだけ肝臓が大きなダメージを受けていたというわけです。

もちろん、絶対に食べるなということではありません。しかし、できるだけ果糖の少ないものを選び、少量楽しむ程度が望ましいでしょう。

甘いフルーツの落とし穴

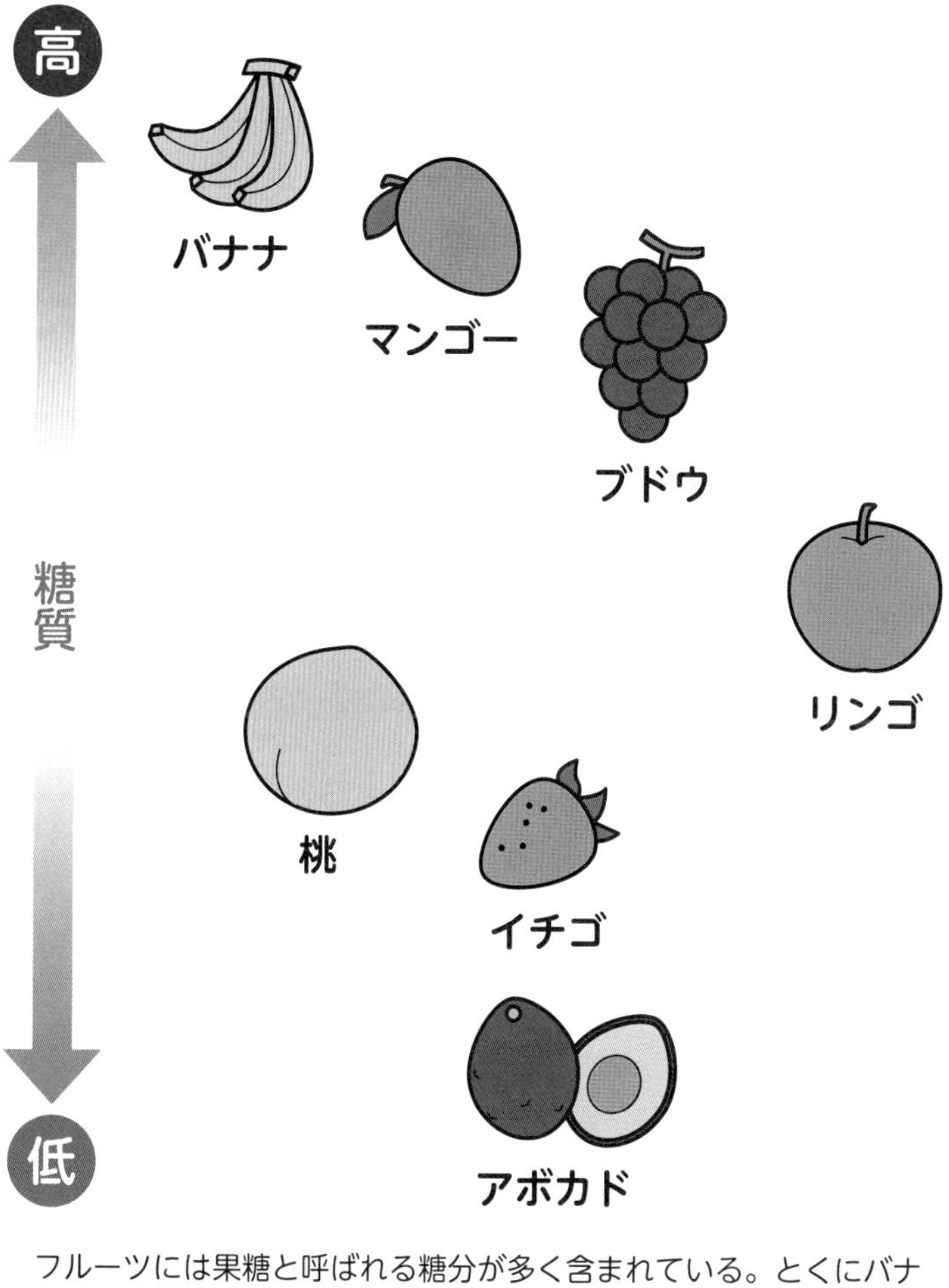

フルーツには果糖と呼ばれる糖分が多く含まれている。とくにバナナは他の果物と比べて糖質が多め。一方、アボカドの糖質は圧倒的に少ない。バナナ1本の糖質量はアボカド1個の約9倍。

血糖値ゆる上げのルール⑥
適量を守ればお酒もOK

脂肪肝＝肝臓の異常と捉えて、お酒の飲みすぎが原因だと考える人が多いようです。

しかし、そこには誤解があります。

脂肪肝にはアルコール性脂肪肝と非アルコール性脂肪性肝疾患の2種類があります。

日本人は後者のタイプが大多数で、その原因が「糖質」のとりすぎなのです。

非アルコール性脂肪性肝疾患の人は、お酒をガマンする必要はありません。

健康な男女3185人を対象に行った実験で、毎日20～40g程度の純アルコールを摂取するグループは、まったく飲まないグループより、ALT値（肝臓のダメージを示す値。→24ページ）やγ《ガンマ》-GTP値（肝臓や胆のうに異常があると上昇する）、そして、空腹時血糖値、中性脂肪のすべてが明らかに低いことがわかりました。

つまり、適量のお酒は脂肪肝を改善する方向に働くのです。また、過度のストレスは血糖値の上昇に影響します。適量のお酒はストレスを発散してくれますから、ダイエットにも良い影響を与えるといえるでしょう。

では、20～40gの純アルコール量とは実際にはどれくらいの分量なのでしょうか？

ビールなら中瓶2本、日本酒なら2合、ワインならグラス2杯くらい。この程度の量であれば、毎日飲んでも構いません。

ほどほどのお酒は肝臓にいい？

Aグループ

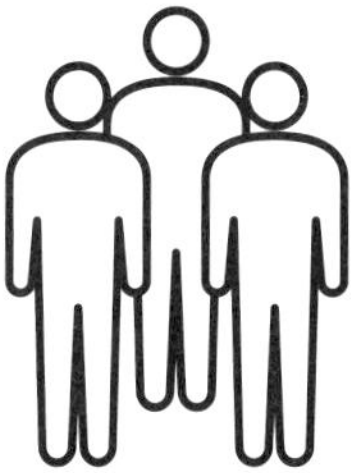

純アルコールを
毎日20～40g摂取

Bグループ

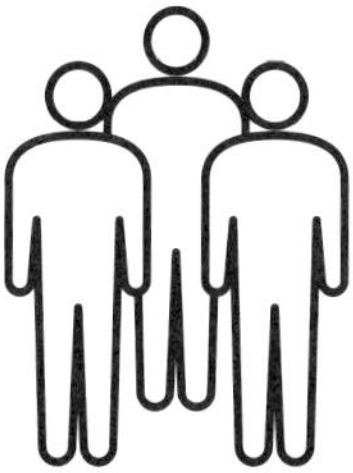

まったく
お酒を飲まない

ALT（肝臓のダメージを示す）とγ-GTP（肝臓、胆のうなどの異常を示す）を調べるとAグループの方が数値が低かった。

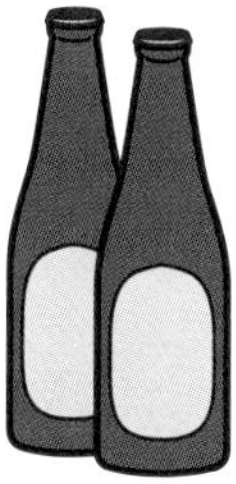

ビール
中瓶２本

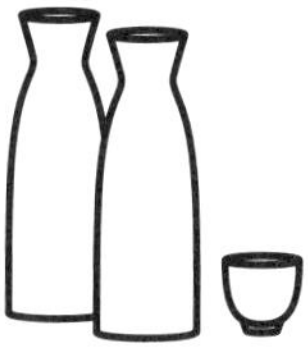

日本酒
日本酒２合

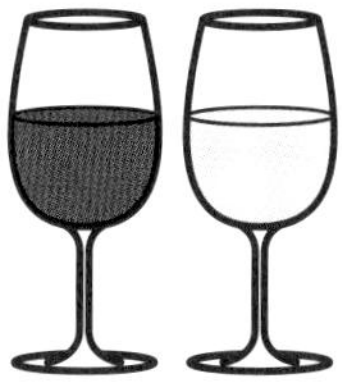

ワイン
グラス２杯

➡適量のお酒ならガマンする必要なし！

血糖値ゆる上げのルール⑦
食事と食事の間隔を空けすぎない

空腹の時間が長くなると、体は「飢餓状態にある」と錯覚し、摂取した糖質を一気に吸収しようとします。その結果、血糖値が急上昇し、脂肪の蓄積が促されます。

逆に言えば、朝食を食べることが昼食の、また、昼食を食べることが夕食の「血糖値ゆる上げ」につながります。これが「セカンドミール効果」と呼ばれるものです。

「食欲がない」「時間がない」という理由で朝食をとらないことが習慣になっている方が多いかもしれませんが、1日の代謝をスムーズにしたり、体内時計のリズムを整えたりするのも朝食の役割です。脂肪がつきにくい体質を手に入れる上でも必要なことですから、少量でも毎日必ずとるようにしてください。

ただし、おにぎりやパンなど糖質だけでは血糖値の急上昇につながります。タンパク質も一緒にとれるよう、ゆで玉子や納豆、チーズ、ヨーグルト、味噌汁などをメニューに加えるとよいでしょう。

一方、注意したいのは夕食をとる時間。午後10時～午前2時は脂肪が合成されやすい時間帯です。

したがって、この時間帯に食事をすると、同じ内容・量の食事であっても太りやすくなるので、注意が必要です。

食事の間を空けすぎない

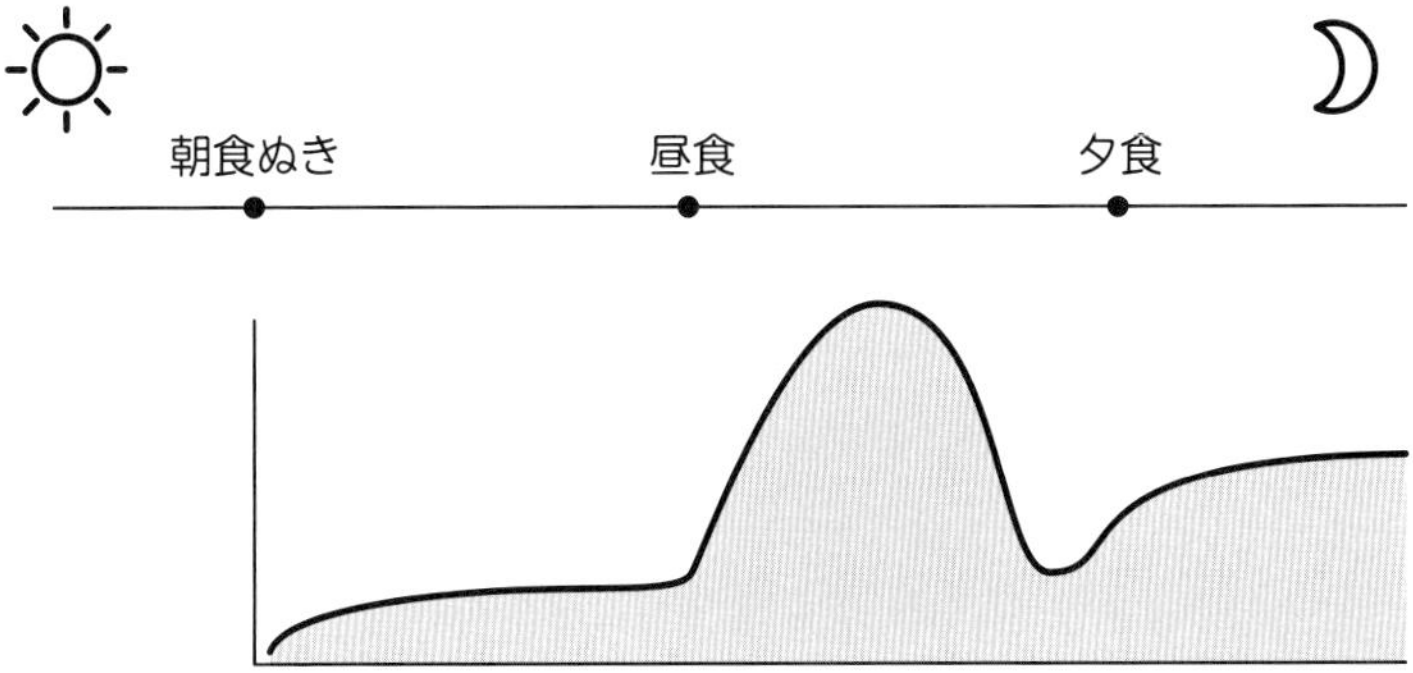

長い空腹のあとに食事をとると血糖値が急上昇する。

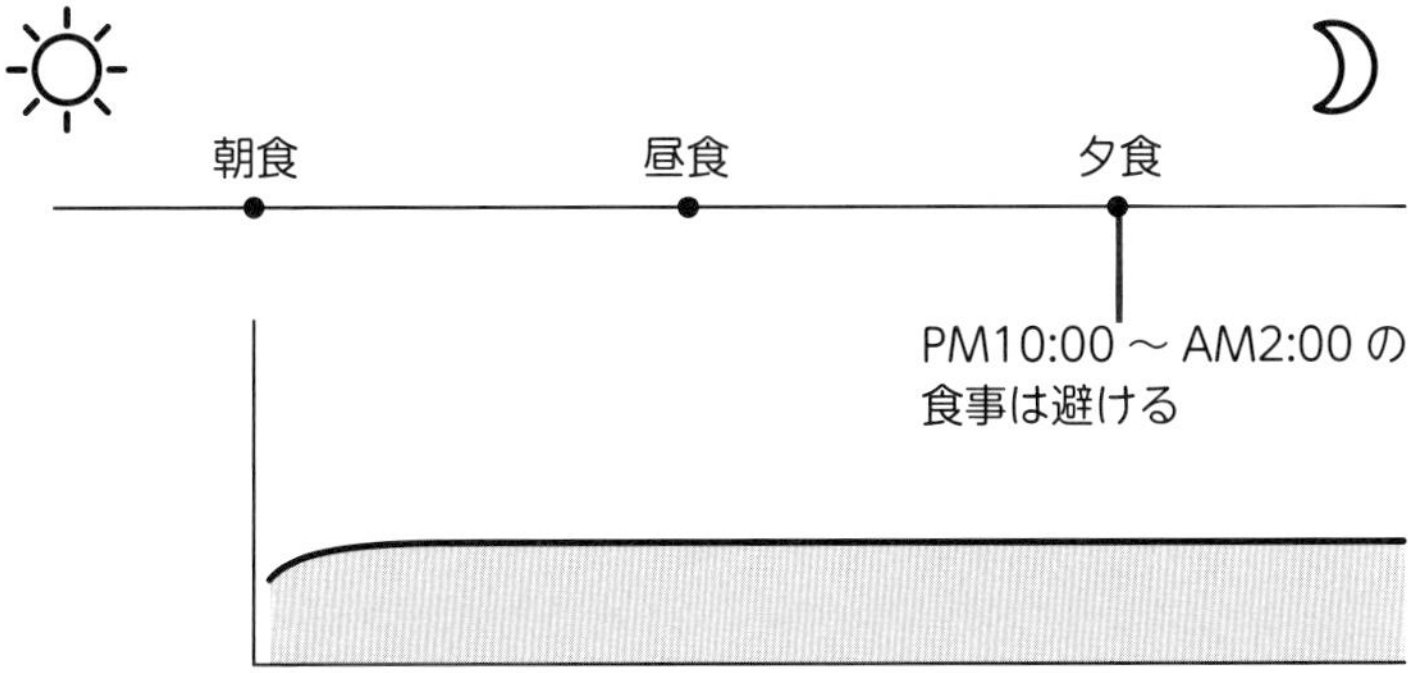

規則正しい時間に食事をして長時間の空腹をつくらなければ、血糖値の上昇もゆるやかになる。

血糖値ゆる上げのルール⑧

タンパク質や野菜を先に食べる

空腹の状態でいきなり糖質を多く含むごはんやパン、麺類を食べると、吸収が速く進んで血糖値が急激に上昇します。血糖値の急上昇を防ぐには、糖質の吸収を抑える食品から食べ始めるとよいでしょう。

糖尿病の患者さんの場合は、糖の吸収を妨げる効果の高い野菜や海藻、きのこ類などを先に食べる「ベジファースト」という食べ方が推奨されています。

ただ、野菜でお腹が満たされてしまうと、必要なタンパク質が足りなくなってしまうおそれがあります。

脂肪肝を改善しながらやせるためには、筋肉量を維持し、効率的に脂肪を燃焼させなければいけません。そのため、ダイエットが目的なら、タンパク質を多く含む肉や魚、卵や豆腐などを最初に食べる「プロテインファースト」もおすすめです。

まずは肉や魚、卵、豆腐を食べ、次に野菜や海藻、きのこ類を食べ、最後にごはんやパン、麺類などを食べれば、血糖値の上昇スピードをゆるやかにすることができます。

また、ごはんやパン、麺類に手をつける前に味噌汁やスープを飲んで、水分でお腹を満たしておくのも効果的。満腹感が促されて、糖質のとりすぎを防ぐことができるでしょう。

糖質の吸収を抑えるものから食べる

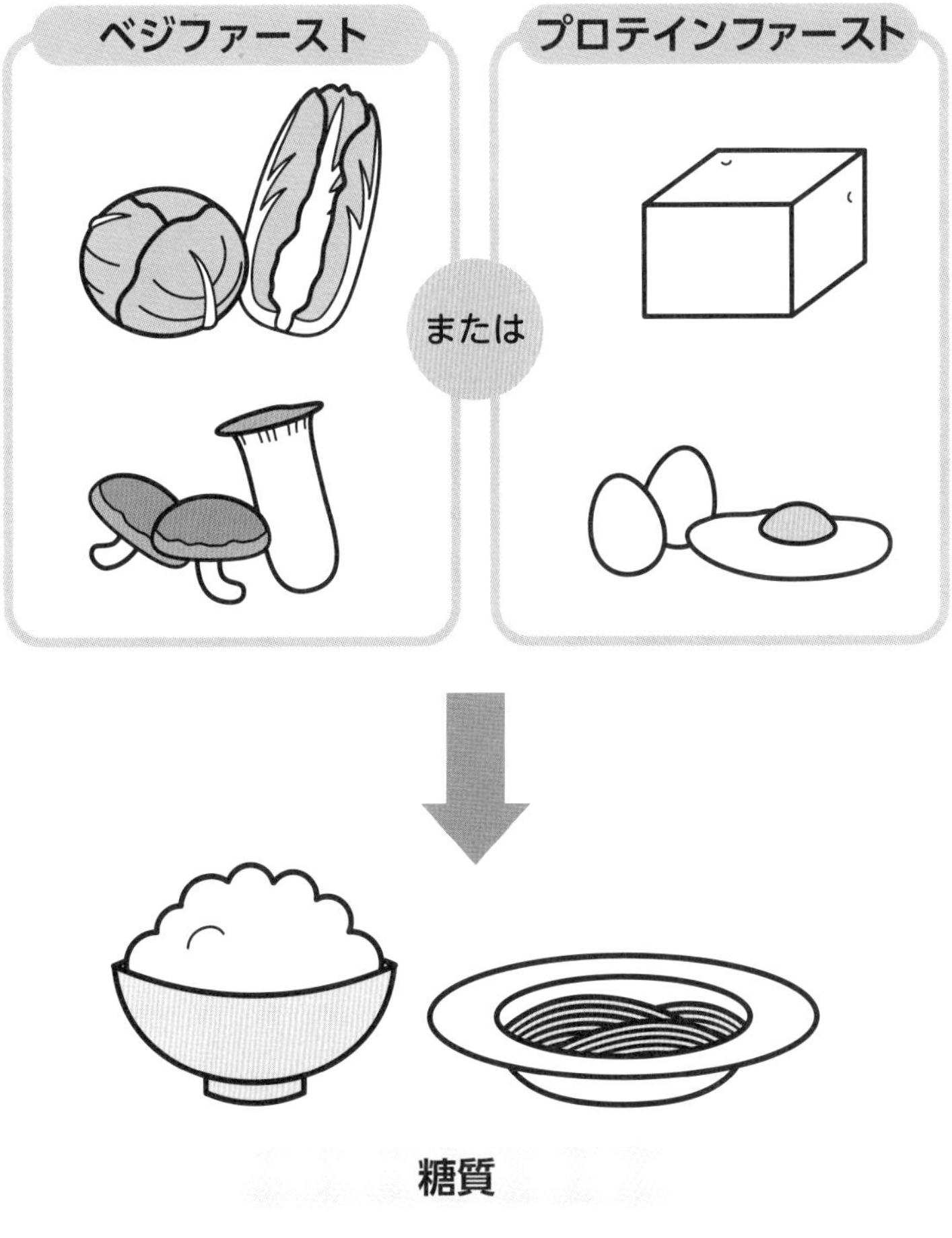

ごはんやパン、麺類を食べる前に味噌汁やスープを飲んで水分でお腹を満たしておけば、糖質のとりすぎを防ぐことができる。

血糖値ゆる上げのルール⑨

よく噛んでゆっくり食べる

早食いは大食いの原因になるだけでなく、短時間に多くの糖質が胃腸に運ばれて、血糖値の急上昇が起きる原因にもなります。

つまり、早食いは「太るための食べ方」だといっても過言ではないでしょう。

裏を返せば、ゆっくり食べることは、「血糖値のゆる上げ」につながる大原則なのです。

誰かとおしゃべりでもしながらのんびりと食事を楽しむことができれば、それがもっとも理想的なのですが、現実的にはなかなかそうもいかないという人の方が多いでしょう。

また、今までの習慣で早食いがすっかり体に染み付いてしまっているという人もいるかもしれません。

それでも、健康のためにやせたいのであれば、最低でも朝食は20分、昼食は25分、夕食は30分程度はかけたいところです。

そのためには、ひと口につき30回噛むことを心がけてください。早食いがクセになっていて、30回も噛めないという人は、いつもより10回多く噛むことから始めてみましょう。何度か試すうちに、30回程度は無理なく噛めるようになるはずです。

たくさん噛むことは血糖値の急激な上昇を防ぐだけでなく、代謝率のアップや満腹感の獲得という、別のメリットもあるのです。

早食いは肥満を招く食べ方

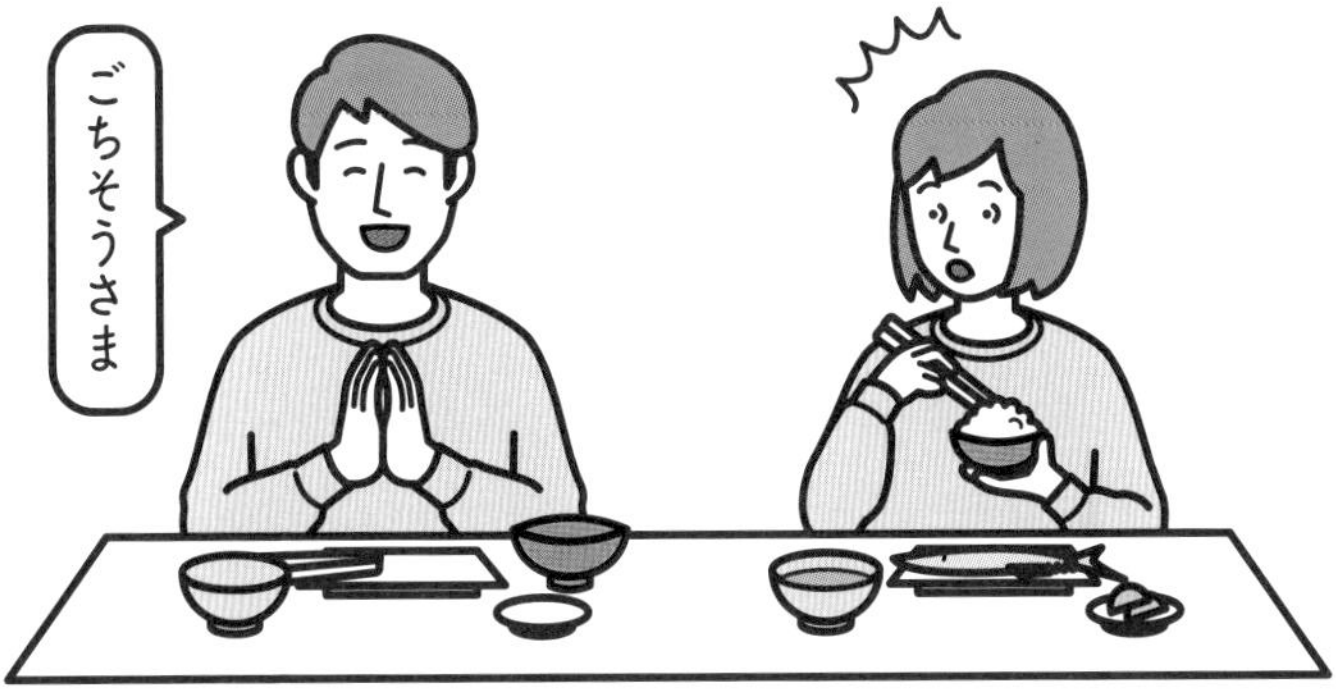

NG

早食いをすると糖質が一気に胃に運ばれるので血糖値の急上昇を招く。

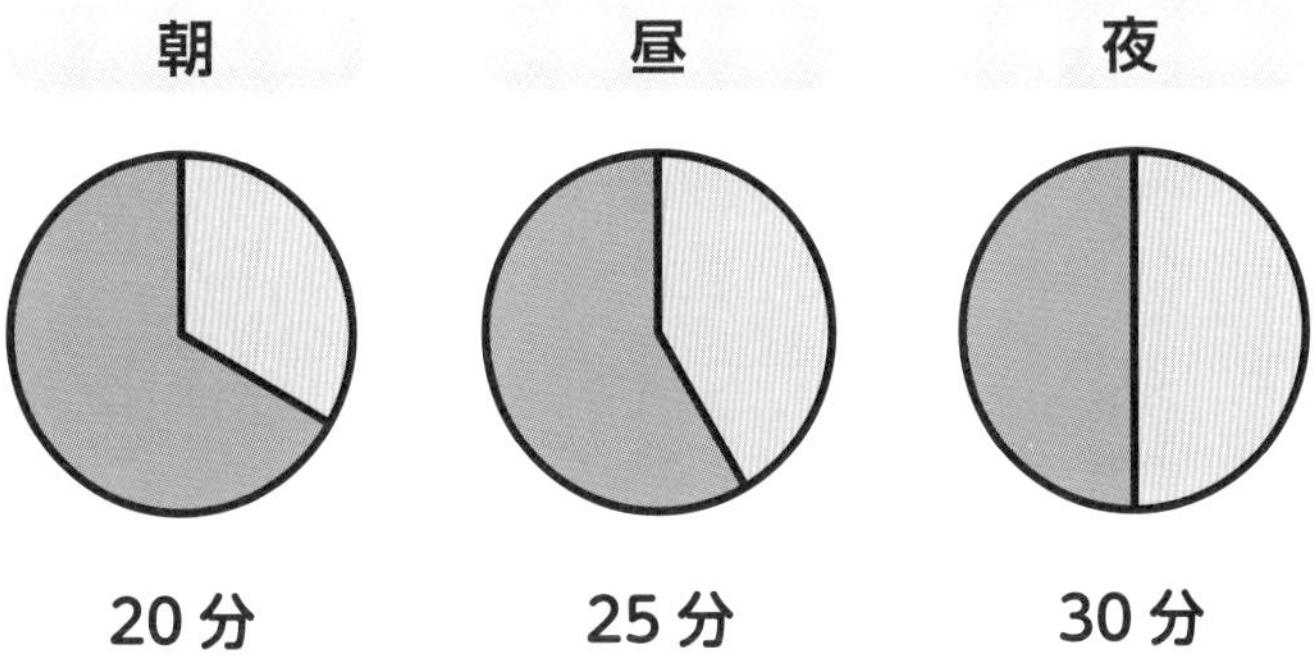

時間をかけてよく噛んで食べると、血糖値の上昇がゆるやかになる。まずはいつもより10回多く噛むことから。

血糖値ゆる上げのルール⑩

高カカオチョコと緑茶を活用する

チョコレートを食べると太る。一般的にはそんなふうに思われているかもしれませんが、チョコレートの脂肪分に含まれるステアリン酸は体に吸収されにくいので、実は肥満になりにくいのです。

それだけではありません。チョコレートに含まれるカカオポリフェノールには血糖値の上昇を抑える効果があることがわかっています。

また、チョコレートには糖の吸収スピードをゆるやかにする食物繊維が含まれているので、太るどころか、非常に優秀な「血糖値ゆる上げ」食品なのです。

ただし、「ゆる上げ」の効果が期待できるのは、カカオ含有量が70%以上の高カカオチョコだけ。ミルクチョコレートなどはカカオ含有率が30%以下のものも多いので注意しましょう。

また、カカオポリフェノールの効果は約4時間でなくなってしまうので、朝食前、朝食と昼食の間、昼食前、昼食と夕食の間、夕食の前の5回に分けて5gずつ、1日に合計25gを食べるのがもっとも効果的な食べ方です。

また、濃い緑茶には糖の吸収をゆるやかにして、食後の血糖値の上昇を抑える効果や脂肪の燃焼を促す作用があることがわかっています。食前に100㎖を目安に飲むと、高い効果が得られるでしょう。

高カカオチョコの血糖値ゆる上げ効果

カカオ
ポリフェノール
血糖値の上昇を
抑える
食物繊維
糖の吸収スピードを
ゆるやかにする
高カカオチョコレート

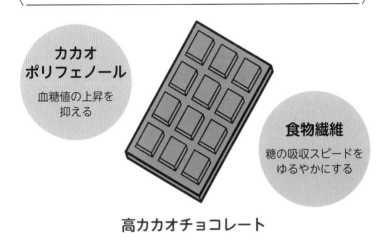

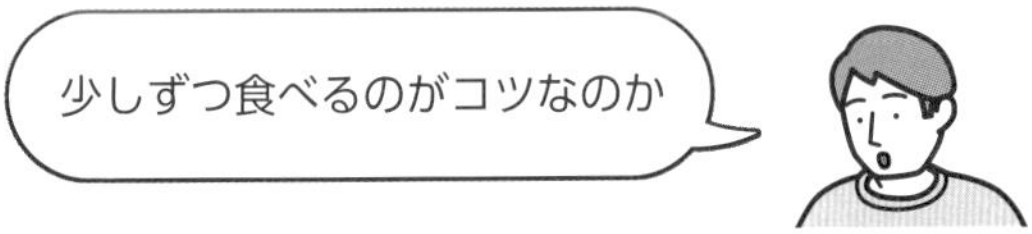
少しずつ食べるのがコツなのか

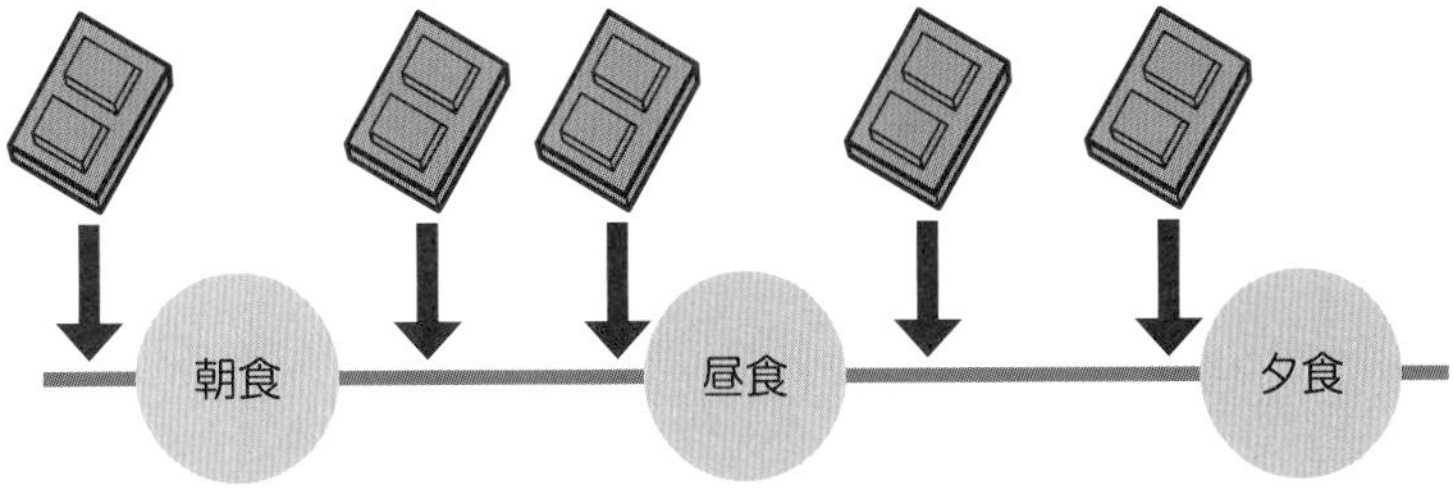
朝食
昼食
夕食

1日3食の食事の前と各食事の間に5gずつ、合計 25g
食べると効果的。

血糖値ゆる上げのルール⑪
油脂類を味方にする

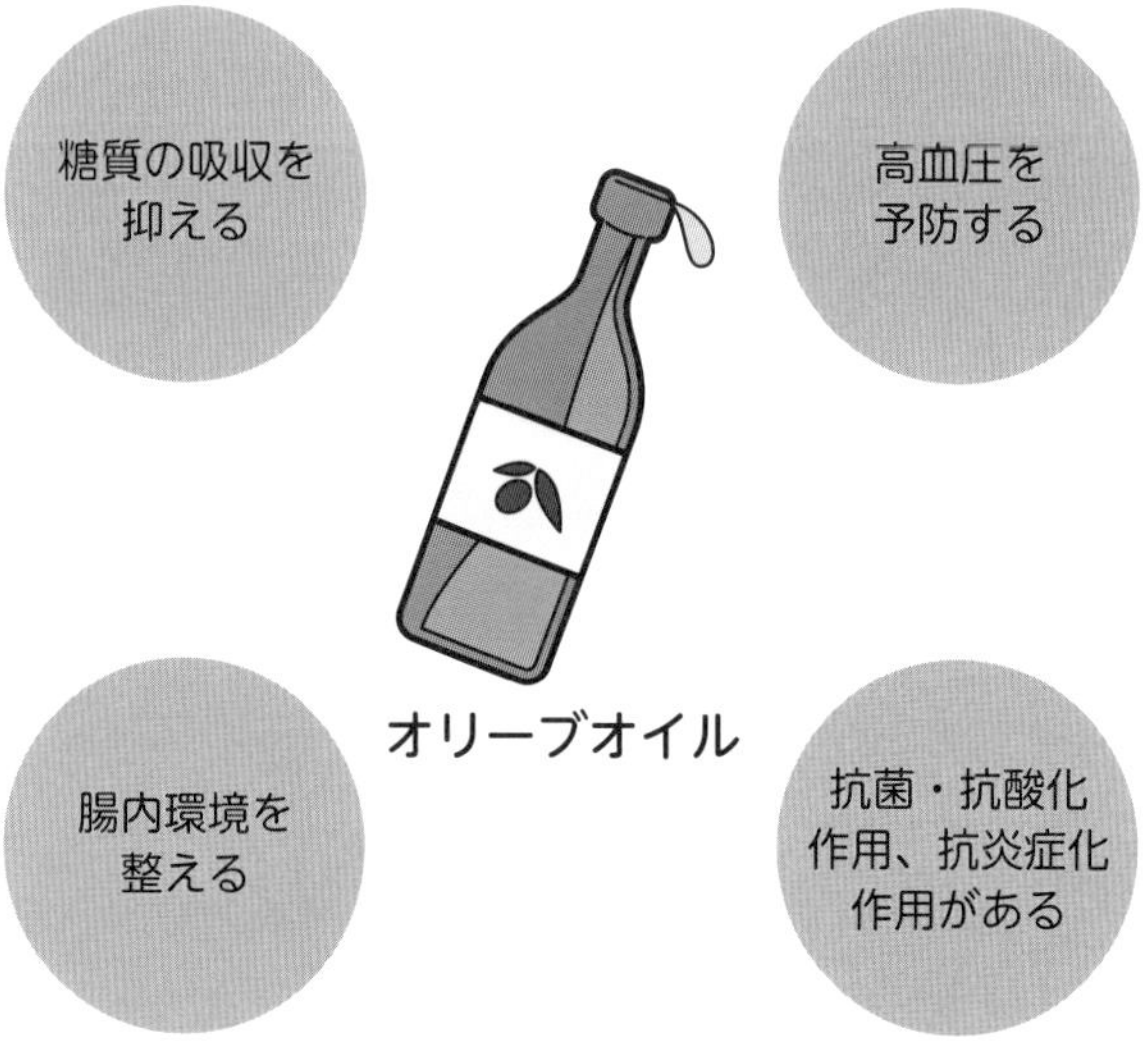
糖質の吸収を抑える
高血圧を予防する
オリーブオイル
腸内環境を整える
抗菌・抗酸化作用、抗炎症化作用がある

油脂類は高カロリーでダイエットの敵だと思われがちですが、それは必ずしも正しくありません。たとえば、高糖質食品の代表格とも言える食パンにバターを塗って食べると、塗らない場合と比べて血糖値の上昇速度が遅くなることがわかっています。

つまり、油脂類には糖質の吸収をゆるやかにする作用があり、血糖値ゆる上げダイエットにおいてはむしろ味方になるのです。

なかでもおすすめは、いわゆる悪玉コレステロールを減らすオレイン酸を豊富に含むオリーブオイル。

とくにオリーブの実以外の原料を使用してい

オメガ6脂肪酸とオメガ3脂肪酸

食用油は大きく4種類に分けられ、いずれも脂肪酸という成分が組み合わさってできている。このうち体内で重要な働きをするのが、オメガ3脂肪酸とオメガ6脂肪酸。どちらも体内でつくり出すことができないため、必ず食品から摂取しなければならない。そのため「必須脂肪酸」と呼ばれることもある。

オメガ6脂肪酸　コーン油　ゴマ油　大豆油　紅花油

➡インスリンの働きが低下。とりすぎに注意！

オメガ3脂肪酸　アマニ油　エゴマ油　シソ油

➡血栓予防や高血圧改善に効果あり。

ないエクストラバージンオリーブオイルは、高い抗酸化作用と抗炎症作用があるので、ダイエットはもちろん、健康維持にも欠かせない油です。

ただし、コーン油、ゴマ油、大豆油、紅花油などのオメガ6脂肪酸をとりすぎると、血糖値を下げるインスリンの働きが悪くなると言われています。

これらは一般的によく使われている油なので、外食が多いとどうしても過剰摂取になります。せめて家庭での使用は控えるようにしましょう。

逆に、アマニ油、エゴマ油、シソ油などのオメガ3脂肪酸は、血栓の予防や高血圧の改善などの健康効果が高いので、オリーブオイルと共に上手に取り入れてください。

コラム

毎日食べたい「超」優良食品――卵

十分なタンパク質をとるのに、肉や魚などと同様におすすめしたいのが卵です。

卵に含まれるタンパク質は、1個あたりおよそ6・4g。1日に必要なタンパク質の量は体重と同じg数ですから（↓44ページ）、60kgの人なら60gになります。そう考えると、卵のタンパク質がいかに豊富なのかわかるでしょう。

かつて、卵の食べすぎはコレステロール過多になると言われ、「卵は1日1個まで」とされた時代もありました。

しかし、それは誤解で、1日2～3個食べても問題がないことが近年の研究ですでに明らかになっています。

それどころか、卵白には悪玉コレステロールを下げるシスチンというアミノ酸が、また、卵黄にも同様の働きをするレシチンという脂肪酸が含まれていることがわかっています。

つまり、コレステロール過多になるどころか、逆にそれを抑える働きがあるのです。

ビタミンもビタミンA、B_2、B_{12}、E、D_3とバランスよく含まれており、肌の潤いを保つコラーゲンや、抵抗力や免疫力をアップさせる「リゾチウム」という酵素もたっぷり。

また、骨をつくるカルシウムや認知症予防効

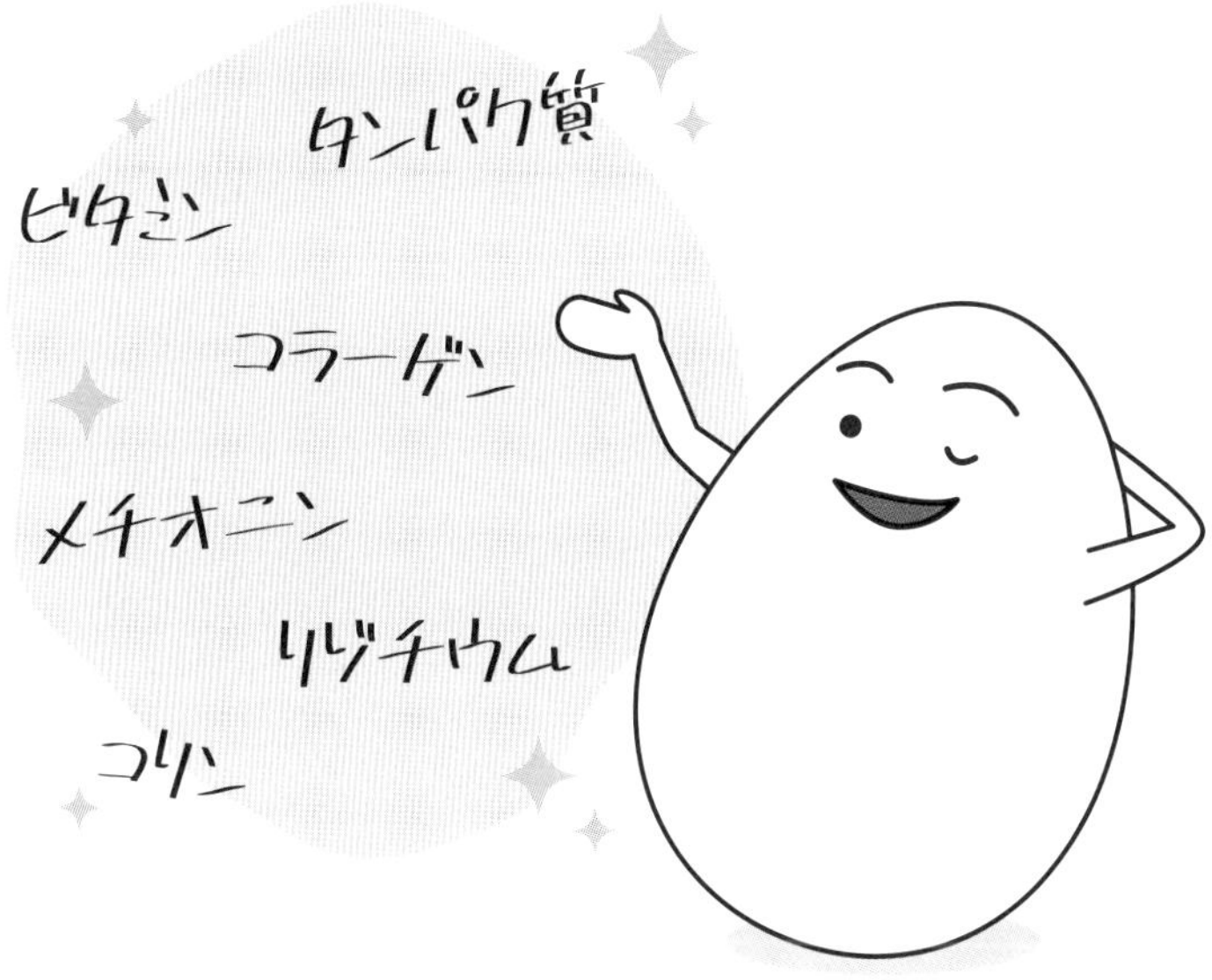
タンパク質
ビタミン
コラーゲン
メチオニン
リジチウム
コリン

果が認められている「コリン」という物質も豊富と、まさに良いことずくめです。

　このように高級サプリメント並みの栄養素を含む理想的な食品でありながら、和洋中どんな料理にも使いやすいのが卵の大きな魅力でしょう。

　また必須アミノ酸のひとつで、肝臓のアルコール分解を助ける「メチオニン」も含まれているので、卵を使った料理はお酒のおつまみにも適しているのです。

　ダイエットのためにも、そして健康のためにも、卵はぜひ毎日食べるようにしてください。

第3章

外食の食べ方を変える

食べたいものをガマンすることはとても強いストレスになります。それが控えるべきものだとしても、葛藤を抱えて思い悩むのは、むしろ逆効果。何より食べる楽しさが半減してしまいます。そこで工夫したいのが「食べ方」です。料理選びや順番を工夫すれば、食べながらやせることも不可能ではありません。牛丼、中華、イタリアン、焼肉など、さまざまな外食のシーン別ルールをまとめました。

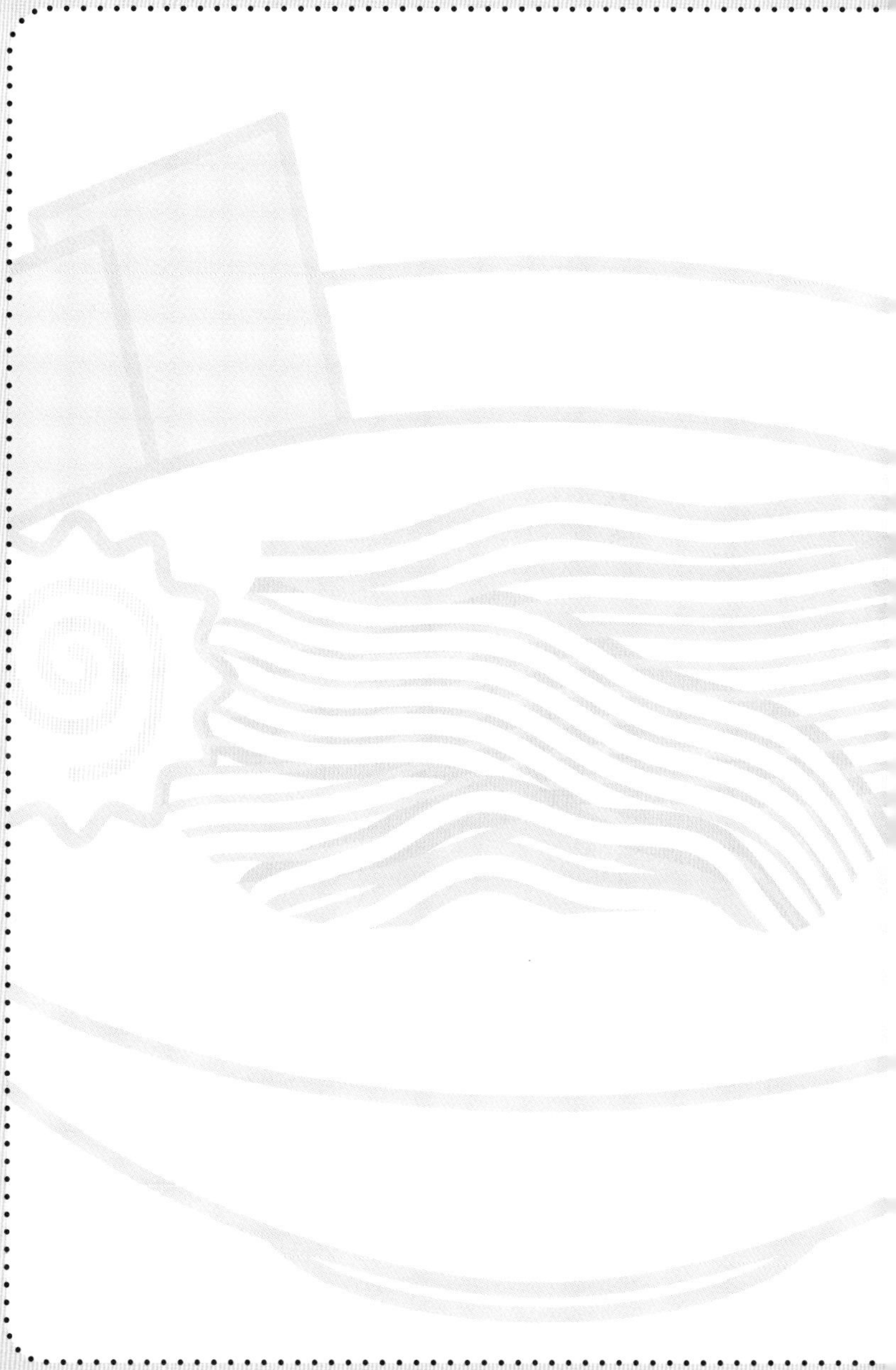

牛丼の「血糖値ゆる上げ」ワザ①
ごはんの量はできるだけ減らす

安く手軽に済ませられる「外食」というと、真っ先に思い浮かぶのが牛丼でしょう。

男性のなかには、手っ取り早くお昼を食べるために職場の近くにある牛丼屋さんを選ぶ人は多いと思います。

牛丼の場合、ネックとなるのはごはんの量。糖質コントロールの観点からは小盛りにするのがベストですが、それだと物足りないという人は牛皿とごはんが別になった定食を選んで、ごはんの量を少しだけ減らしてもらうようにお願いするといいでしょう。

チェーンによっては、ごはんではなく「具」の部分を大盛りにすることもできます（アタマの大盛り）。いずれにしても大盛り以上のごはんを食べてしまうと、糖質をとりすぎることになりますから注意してください。

最近は、ごはんの代わりに野菜や豆腐を使った「低糖質メニュー」を扱っているチェーン店も増えています。これなら血糖値の急激な上昇を抑えられるので、ダイエットの効果も出やすくなります。

とはいえ、「どうしても牛肉とごはんが食べたい」という人はストレスを抱えてまでメニュー変更をする必要はありません。あまり無理をせず、昼に牛丼を食べたら夕食で糖質量を調節するなど、ゆるい姿勢で臨みましょう。

牛丼の賢い食べ方

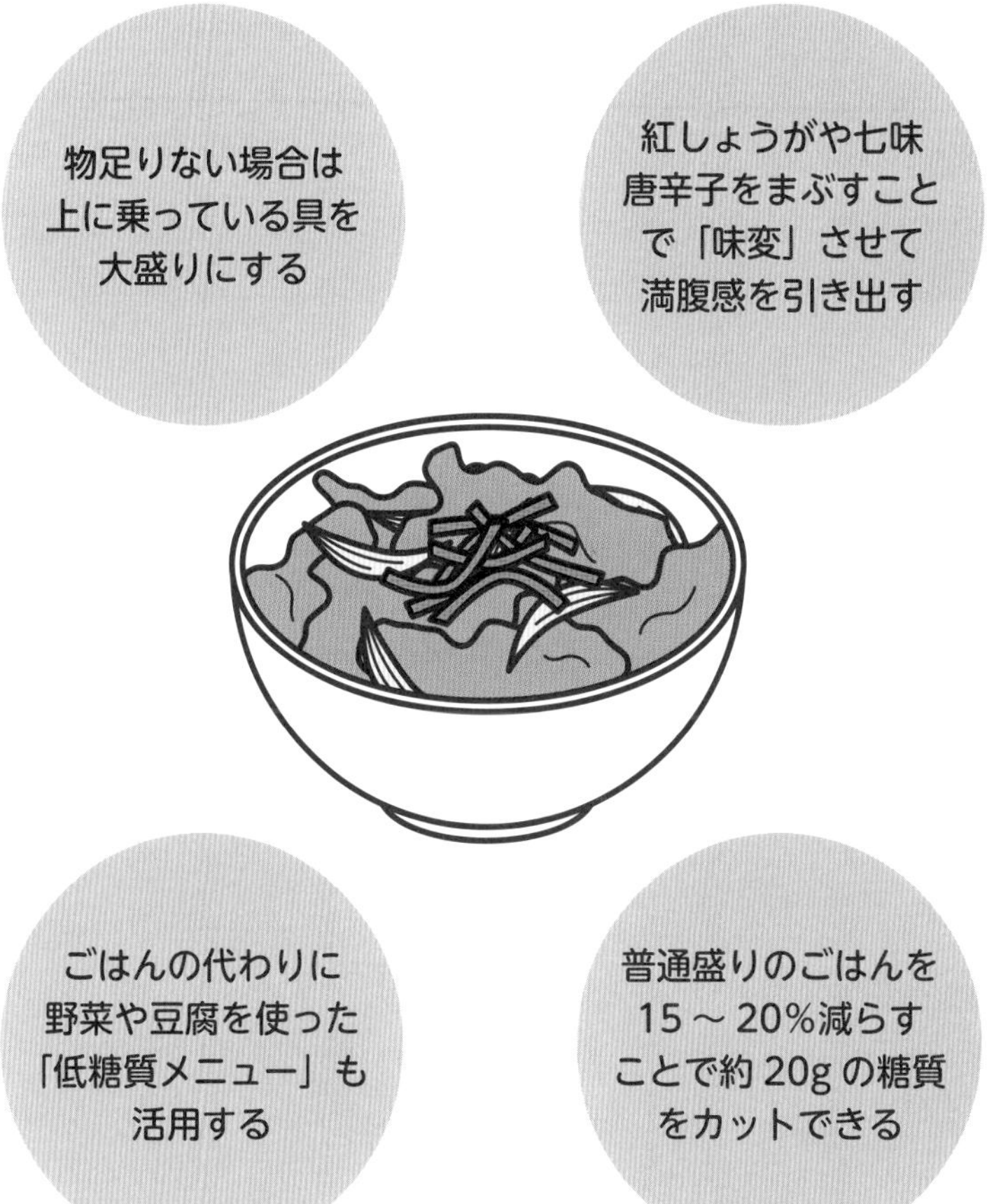
物足りない場合は
上に乗っている具を
大盛りにする
紅しょうがや七味
唐辛子をまぶすこと
で「味変」させて
満腹感を引き出す
ごはんの代わりに
野菜や豆腐を使った
「低糖質メニュー」も
活用する
普通盛りのごはんを
15～20%減らす
ことで約20gの糖質
をカットできる

糖質は食物繊維やタンパク質と一緒にとるとゆっくり吸収される。
早食いの人は卵をトッピングするのがおすすめ。

牛丼の「血糖値ゆる上げ」ワザ②
サイドメニューから先に食べ始める

ごはんをコントロールできたら、次はトッピング。牛丼のトッピングは、定番のものなら基本的にどんなものでも控える必要はありません。

ネギや大根おろし、キムチなどを選べば血糖値の上昇を抑えることができます。

また卵やチーズをプラスすれば、タンパク質がしっかりとれるので、満足感も得られるはず。

ショウガには血糖値を下げる働きがありますから、つけあわせの紅しょうがはたっぷりと添えていただきましょう。

問題は牛丼の「タレ」です。

みりんや砂糖、しょうゆでつくる甘い味付けに目がないという人もいるでしょうが、牛丼のタレにはかなりの糖質が含まれています。したがって、いわゆる「つゆだく」のオーダーはNG。少なくともダイエット中は避けた方が無難です。

口に入れるタレの量を調節しやすいという意味では、前述したごはんと肉が別になった牛皿メニューの方がダイエット向きでしょう。

牛丼を単品で注文するのではなく、サラダや味噌汁などのサイドメニューもあわせてオーダーし、そちらを先に食べるようにすれば、血糖値の急上昇を抑えられます。

冬季には、味噌汁を豚汁に変更できるセットがありますが、牛丼チェーン店の豚汁は総じて糖質が高めなので、控えた方がよさそうです。

トッピングとサイドメニュー

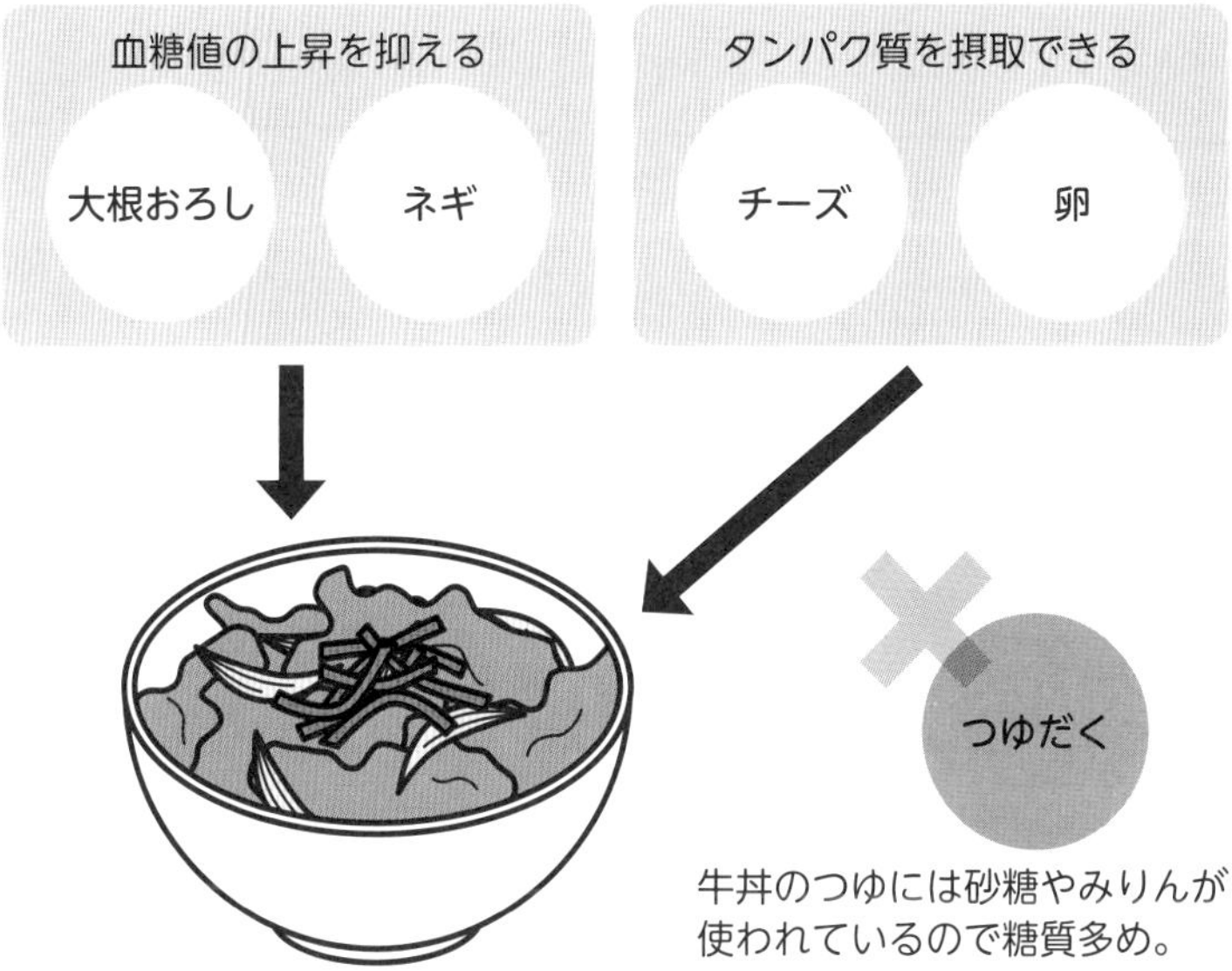
血糖値の上昇を抑える
大根おろし
ネギ
タンパク質を摂取できる
チーズ
卵
つゆだく
牛丼のつゆには砂糖やみりんが
使われているので糖質多め。

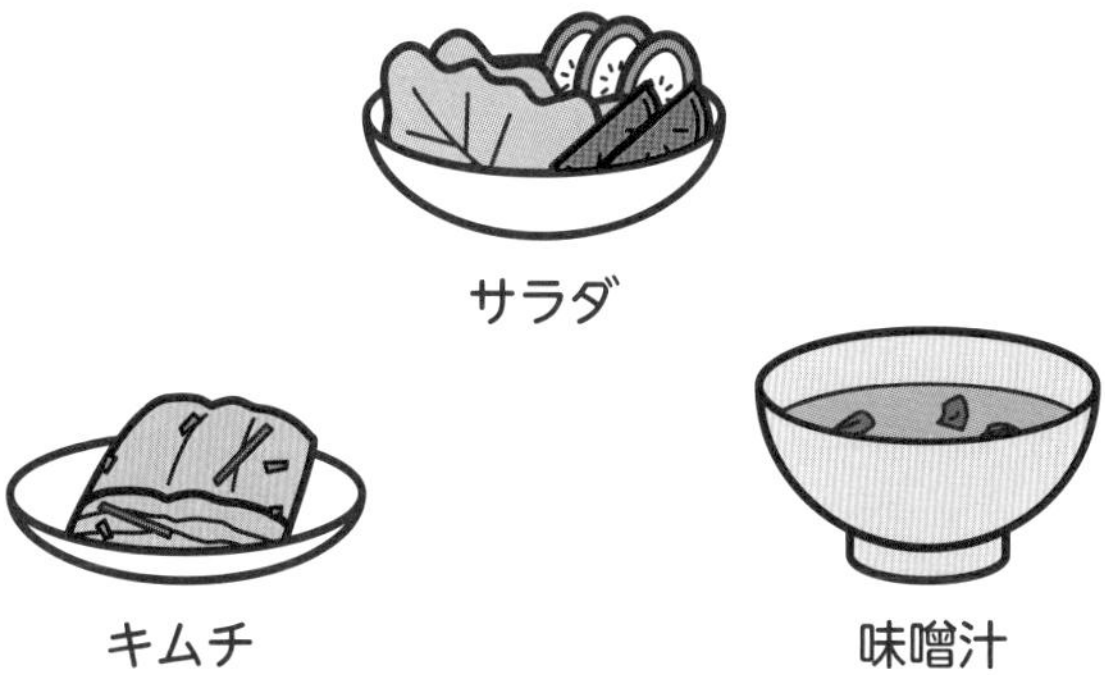
サラダ
キムチ
味噌汁

サイドメニューを先に食べると血糖値の急上昇を抑えられる。

牛丼の「血糖値ゆる上げ」ワザ③
時間をかけてゆっくり食べる

食事の際には食物繊維を含む野菜やタンパク質を先にとることで、そのあとに摂取する糖質の吸収をグッと抑えることができます。

牛丼の場合も、ごはんを口にする前に、上に乗っている具（牛肉やタマネギ）を食べることが血糖値の急上昇を抑えるポイントになります。

目安としては、具を食べ始めてから最低でも2分たってからごはんを食べるようにするといいでしょう。

「たった2分？」と思うかもしれませんが、この2分のインターバルで血糖値の上がり方がゆるやかになり、結果に大きな差がつくのです。

確かに、時間がないときにサッと食べたいのなら、丼ものはピッタリでしょう。

しかし、かき込むような食べ方をすると、いろいろな工夫をしても、血糖値の急上昇を抑え込むことができません。

時間をかけずに食べられるものは、便利である一方で、ダイエットの「敵」になりやすいのだと心得ましょう。

手軽に食べられるものこそ、普段の食事以上にしっかり噛むことが大事です。目安は、ひと口につき30回以上（↓54ページ）。

噛む回数を増やしたぶんだけやせるのだと言い聞かせて、ゆっくり食べることを心がけてください。

ごはんをすぐに食べるのは NG

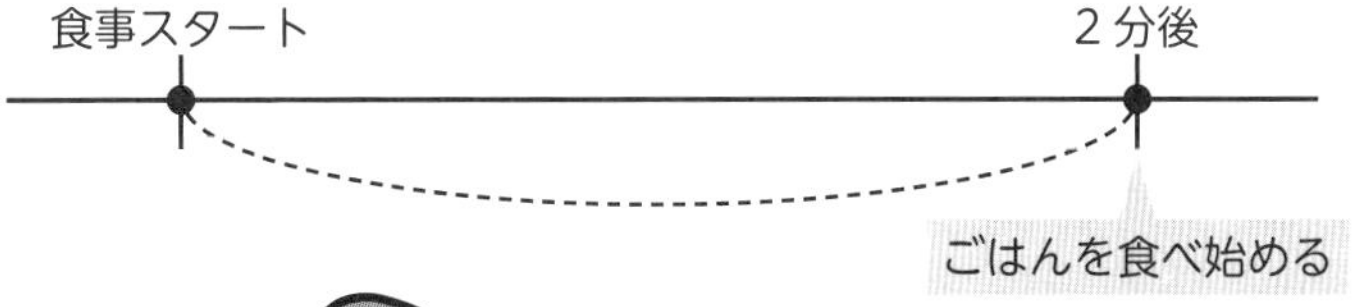

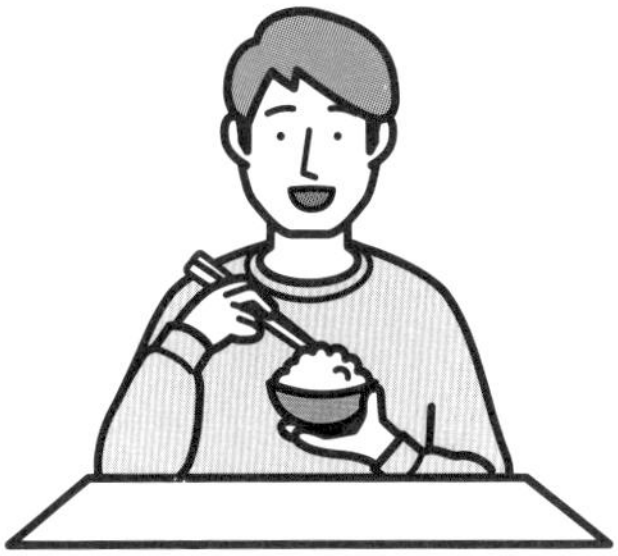

ごはんをすぐに食べると血糖値が急上昇。バランスを保つためにインスリンが分泌されて余分な糖質が脂肪になってしまう。

➡忙しいときでも急いでかき込むのは NG

よく噛む（目標 30 回以上）

▼

時間をかけて食べる

▼

血糖値の上昇がゆるやかになる

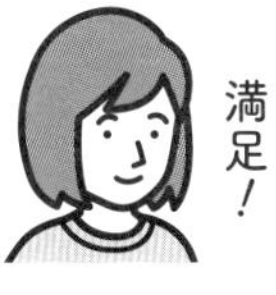

中華料理の「血糖値ゆる上げ」ワザ①

サラダ代わりに栄養豊富な青菜炒めを

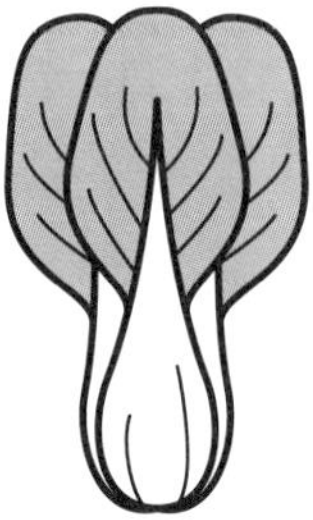

チンゲン菜

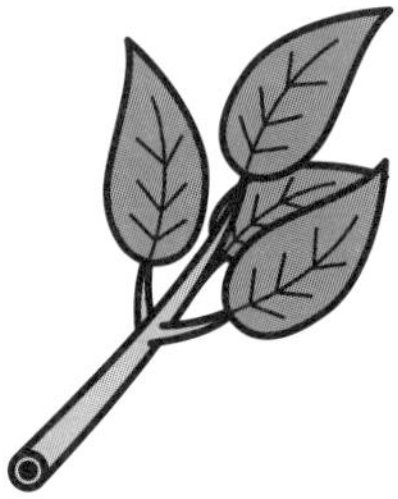

空芯菜

中華料理ではいわゆる「サラダ」がメニューにない場合も。代わりにβカロテンやカルシウム、ビタミンが豊富な青菜炒めをオーダーしたい。

中華料理店では、葉野菜中心のいわゆる「サラダ」が見当たらないケースもあります。

そこで代わりに注文したいのが、シンプルな味付けの青菜炒め。

中華料理によく使用されるチンゲン菜や空芯菜、タアサイなどには、β《ベータ》カロテンやビタミンC、カルシウムなどが豊富に含まれているので、栄養的にもおすすめです。

バンバンジーやチャーシューなどタンパク質が豊富な前菜を選ぶのも一案ですが、タレに多くの砂糖が使われているので、トータルの糖質量が気になるところ。

その点、安心なのはアヒルの卵を発酵させた

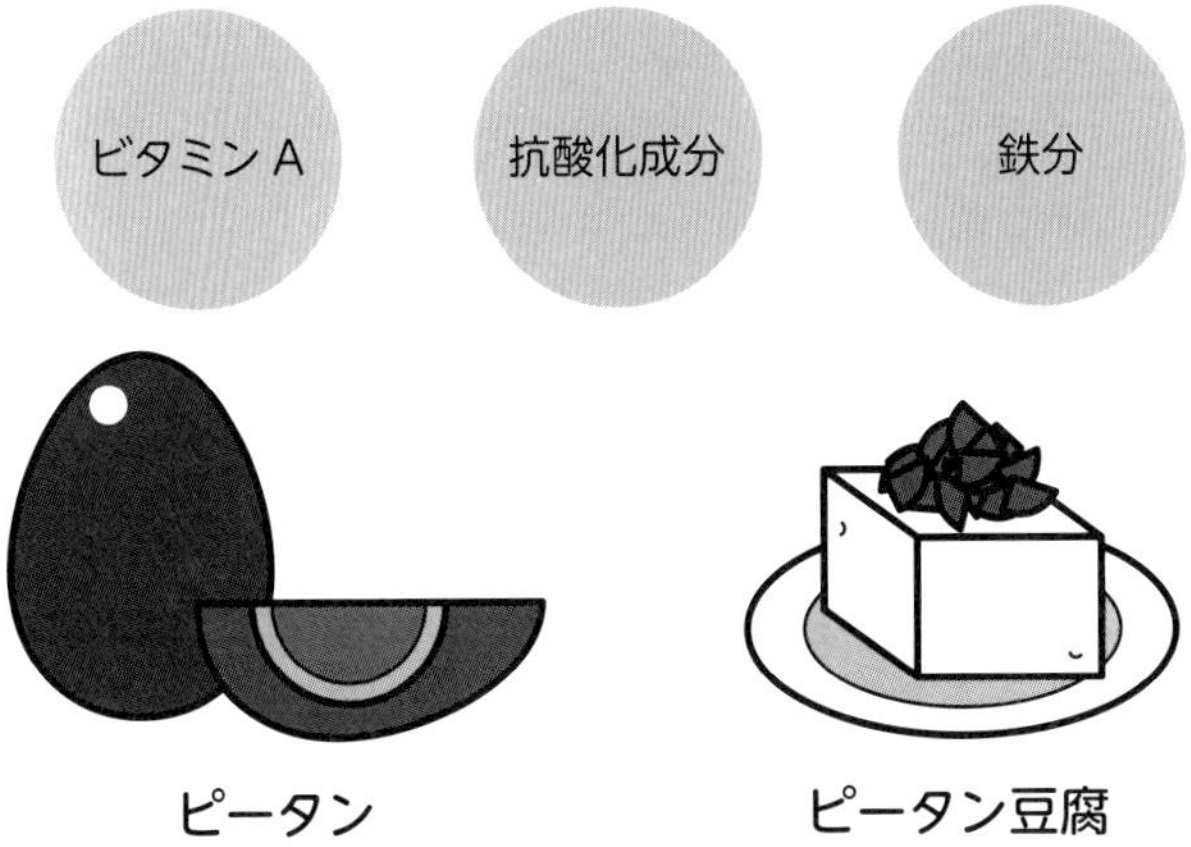
ビタミンA
抗酸化成分
鉄分
ピータン
ピータン豆腐

中華料理の定番ピータンは糖質の少ない前菜。抗酸化成分も豊富で脂肪肝の防止に効果がある。

ピータンでしょう。黒いゼリー状の白身が特徴的な中華料理の逸品です。

食べる機会も少ないですし、カロリーが高いのでこれまで敬遠していた人が多いかもしれませんが、糖質はほとんど含まれていません。

また、脂肪肝の改善に役立つ抗酸化成分も豊富に含まれています。

好き嫌いはありますが、お好きな方はカロリーを気にせずにおいしく食べてください。

中華料理でよく使用される肉、魚介類の糖質はそれほど高くありません。気をつけたいのは、むしろ味付けです。

中華料理でよく使われるオイスターソースは、製造過程で砂糖、甘味料などが加えられています。おいしいからといって食べすぎないよう、注意してください。

中華料理の「血糖値ゆる上げ」ワザ②

点心は「皮」の厚さに注意！

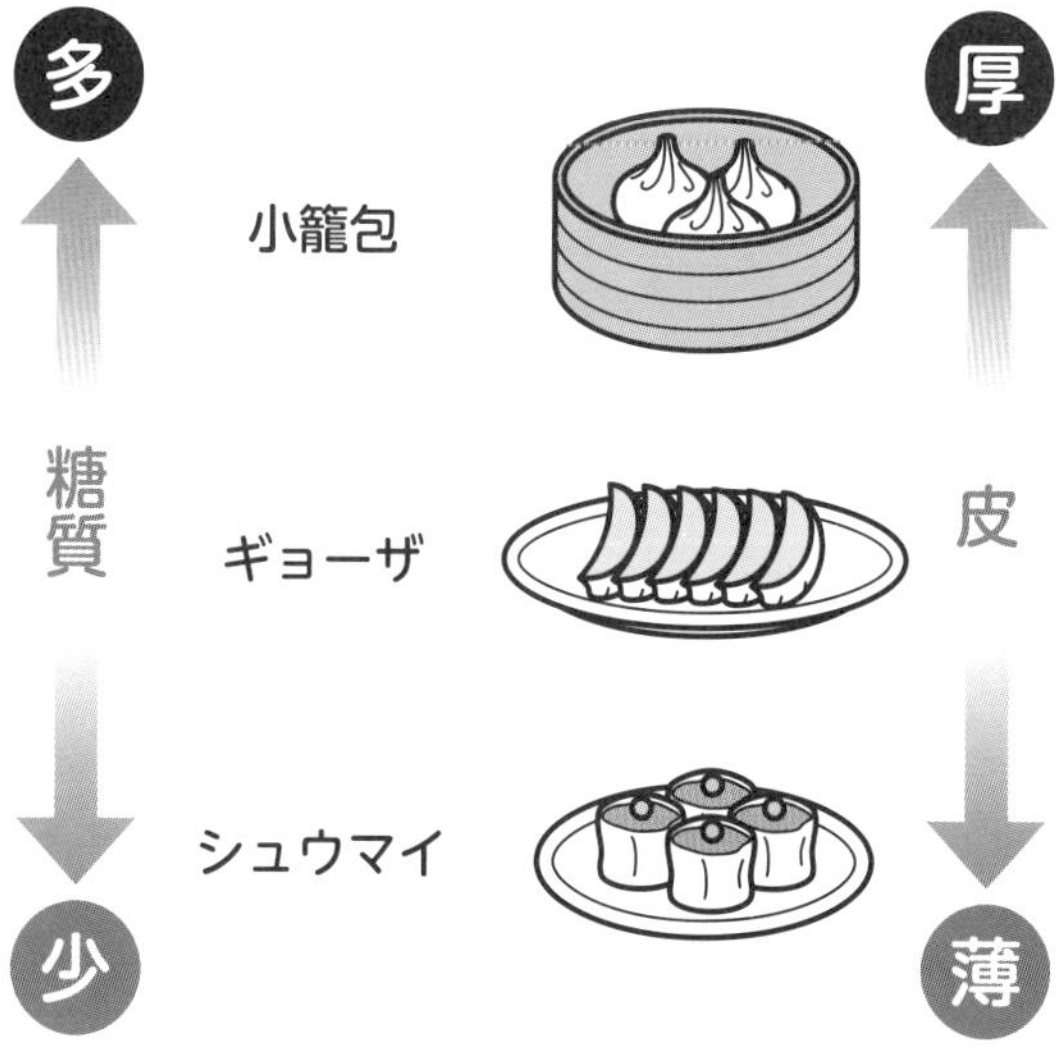

点心類は小麦粉を原料とした皮に包まれていますが、糖質の量は、この皮の「厚さ」によって決まります。

つまり、小籠包《ショウロンポウ》よりギョーザ、ギョーザよりはシューマイというように、皮が薄いものを選ぶことが糖質の過剰摂取を防ぐコツだといえるでしょう。

またギョーザの具に入っているニンニクは思いのほか糖質が多いので、選べるならニンニク抜きにすると安心です。

点心を食べるときの「血糖値ゆる上げ」にひと役買ってくれるのが、卓上に用意されている酢。酢には糖の吸収スピードを遅くさせる働き

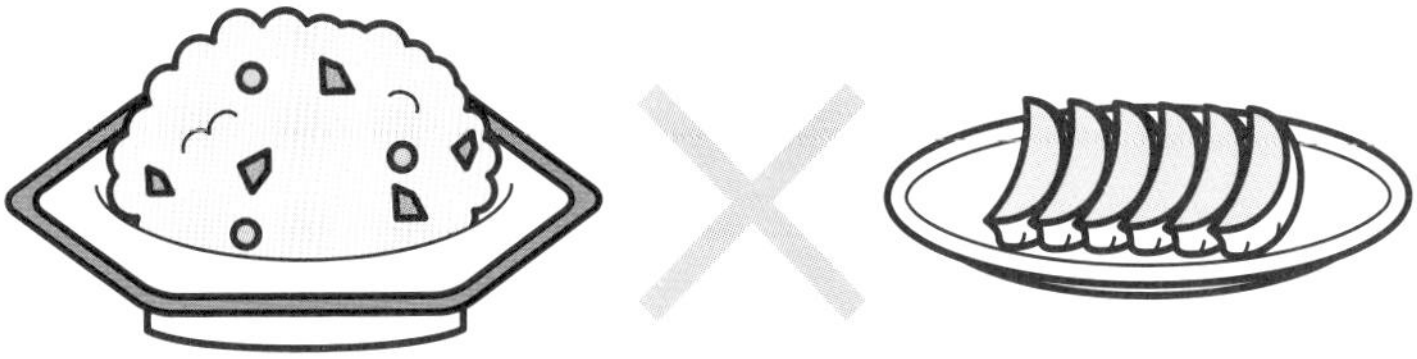

定番の組み合わせだが、セットにすると油をとりすぎるおそれも。ギョーザを食べたいときには焼ギョーザではなく「水ギョーザ」にするのも一案。

があります。吸収が遅くなれば、それだけインスリンの分泌が抑えられるのです。

また、酢には中性脂肪を分解してエネルギーに変えるという働きもありますから、効果的に使いたいもの。糖質が高そうな料理には少し垂らして活用しましょう。

クラゲの冷菜など酢を使った料理をあらかじめ食べておくのもおすすめです。

もちろん糖質をとりすぎてしまえば、せっかくの酢の効果も追いつきません。いくらおいしくても、量はほどほどに。

なお、点心類をおかずにしてごはんを食べるのは明らかに糖質オーバー。

点心を食べるならごはん類は食べない、逆にごはん類を楽しみたいなら点心は控えめにするなどの工夫をしてください。

中華料理の「血糖値ゆる上げ」ワザ③
メイン料理には辛い料理をチョイス

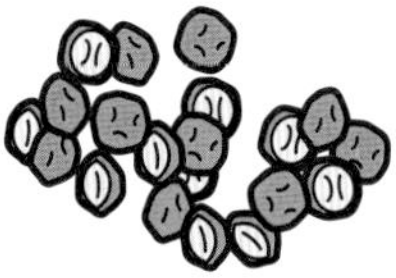

花椒
(ホアジャオ)

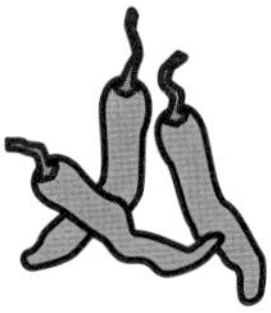

唐辛子

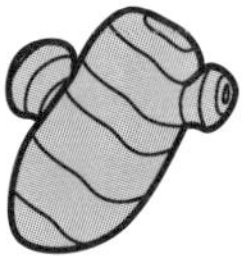

しょうが

体を温める → エネルギー代謝が高まる → 脂肪が燃焼する → やせる

➡メインの料理には辛いものを選ぶ

山椒の一種である花椒《ホアジャオ》や唐辛子、しょうがなど、辛味のある食材には血糖値の上昇を抑える効果があります。

また、辛いものは体を温めることでエネルギー代謝を高め、脂肪の燃焼を促す効果があります。ですから、ダイエット中に中華料理を食べるなら、メイン料理にはぜひ辛い料理を選びましょう。

たとえば、麻婆豆腐は肉や豆腐で良質なタンパク質がとれますから、理想的な「血糖値ゆる上げ」メニューです。

一方で気をつけたいのが、八宝菜や酢豚、広東麺などのあんかけ料理。中華料理にはよくあ

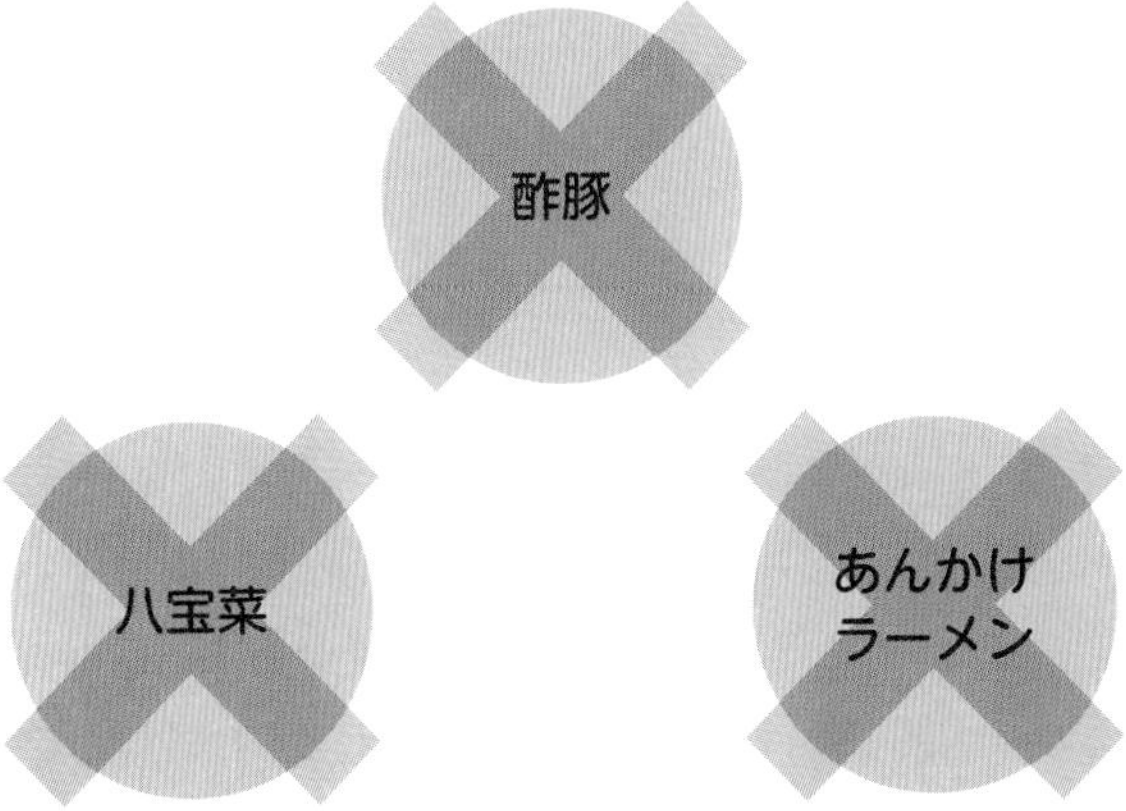

片栗粉は低カロリーだが高糖質。とろみのある料理はできるだけ避けた方がベター。

る調理法ですが、ここにも「落とし穴」があります。

肉や野菜をまとめてとれるのは良いことですが、問題は「とろみ」をつけるために使われる片栗粉。

片栗粉はジャガイモのでんぷんを精製してつくるので、糖質はかなり高めです。100g中の糖質量は81・6gにもなります。

こう考えると、一般にとろみのあるもの＝高糖質だと考えて間違いないでしょう。

八宝菜も酢豚も中華料理の人気メニューではありますが、「定番だから外せない」と考えて安易に注文するのは、わざわざ太るメニューを選ぶようなものですからおすすめできません。

どうしても食べたいときだけ、控えめの量で楽しむべきです。

ラーメンの「血糖値ゆる上げ」ワザ①

まずは具を食べて「ゆる上げ」を準備する

ラーメンは糖質を多く含む食べ物ですが、先に野菜やタンパク質を食べることで、血糖値の急上昇を抑えることができます。

食物繊維の多いモヤシやメンマ、わかめなどの他、タンパク質がとれる煮玉子はぜひ追加でトッピングしたいところ。

ただ、甘いタレで煮込むことが多いチャーシューや、主成分が糖質のワンタンなどは、あえて追加しない方が安心です。

糖質を抑える食材をプラスすることが前提なら、スープの味は好きなものを選んでOK。

糖質量に多少の差はありますが、本当はこってりした豚骨味が食べたいけれどダイエットのためにあっさりした塩味で……という変更はあまり意味がありません。食べたいという欲求を無視した選び方をすると、結局満足感が得られないため、それがストレスになってかえって血糖値が上がってしまう危険もあります。

注意していただきたいのは、味噌ラーメンにトッピングされることが多いコーン。野菜のなかでもコーンの糖質量は高めです。味噌ラーメン自体に問題はないのですが、できればコーンは抜いて食べることをおすすめします。

また、スープには多くの塩分が含まれていますから、飲み干すのはNG。健康のためにも少しだけ飲んであとは残すべきでしょう。

ラーメンのトッピングは慎重に

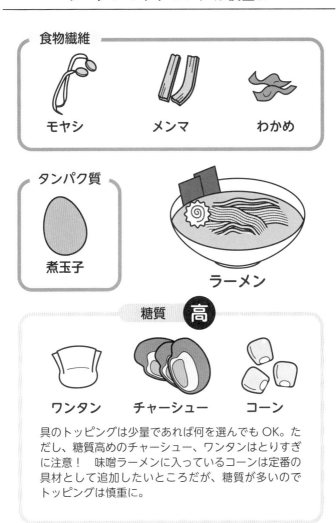

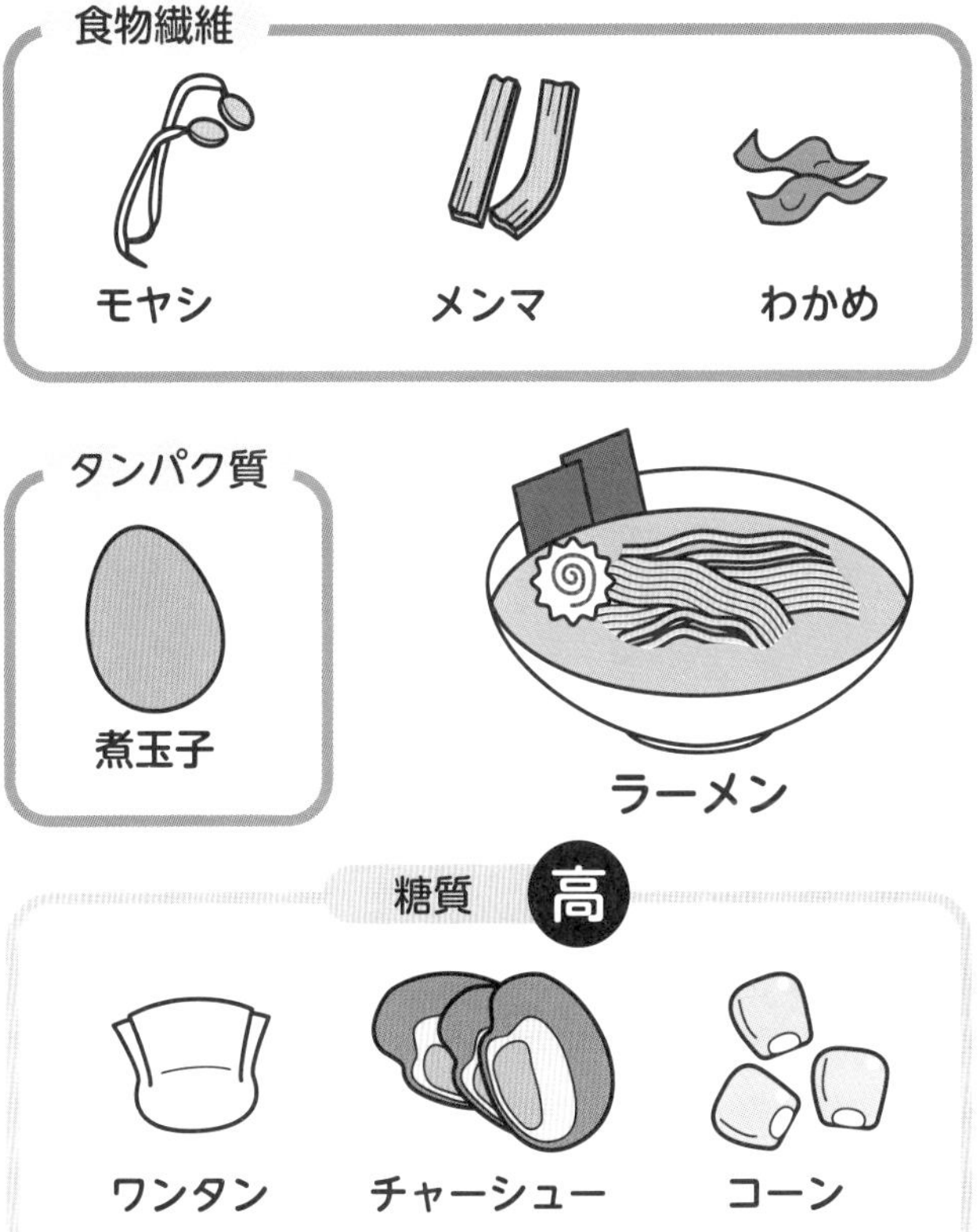
食物繊維
モヤシ
メンマ
わかめ
タンパク質
煮玉子
ラーメン
糖質 高
ワンタン
チャーシュー
コーン

具のトッピングは少量であれば何を選んでも OK。ただし、糖質高めのチャーシュー、ワンタンはとりすぎに注意！　味噌ラーメンに入っているコーンは定番の具材として追加したいところだが、糖質が多いのでトッピングは慎重に。

ラーメンの「血糖値ゆる上げ」ワザ②
麺のゆで加減は「硬め」がベスト

「血糖値ゆる上げ」の観点からすると、麺の量を控えめにするのに越したことはありません。

健康志向を受けて、最近ではオーダー時に麺の量を選べる店が増えてきたようです。

選択できるなら、最初から麺の量を減らしておきましょう。そうすることで、残そうと思っていたのについ全部食べてしまった……ということが防げます。また、麺を残すことに罪悪感を覚えることもないでしょう。

麺の硬さを選べるなら、ぜひ硬ゆでをオーダーしてください。噛み応えがあるぶん、自然と噛む回数が増えますし、それだけ満足感も得やすくなるはずです。

また、牛丼のごはんと同様、いきなり麺を食べるのは避け、最初の2分間は野菜やチャーシュー、煮玉子だけを口に入れてください。

「おいしいチャーシューは最後のお楽しみ」と残しておく人も多いと思いますが、ダイエット中に限っては、麺より先に食べるのが正解です。

ちょっと反則ワザですが、ラーメン屋さんに行くときは小さなボトルに入れたオリーブオイルを携帯しておいて、麺に少しかけて食べるのがおすすめ。糖質の吸収をゆるやかにしてくれます（↓58ページ）。

週に何度もラーメンを食べる人は試してみてもよいと思います。

麺の硬さと食べる順番

柔 ← 麺の食感 → 硬

麺のゆで加減は硬めを選びたい。
よく噛むことで食事の時間が長くなるので、
それだけ血糖値の急上昇を防ぐことができる。

最初に野菜、
チャーシュー、
煮玉子を食べる

2分後に
麺を食べ始める

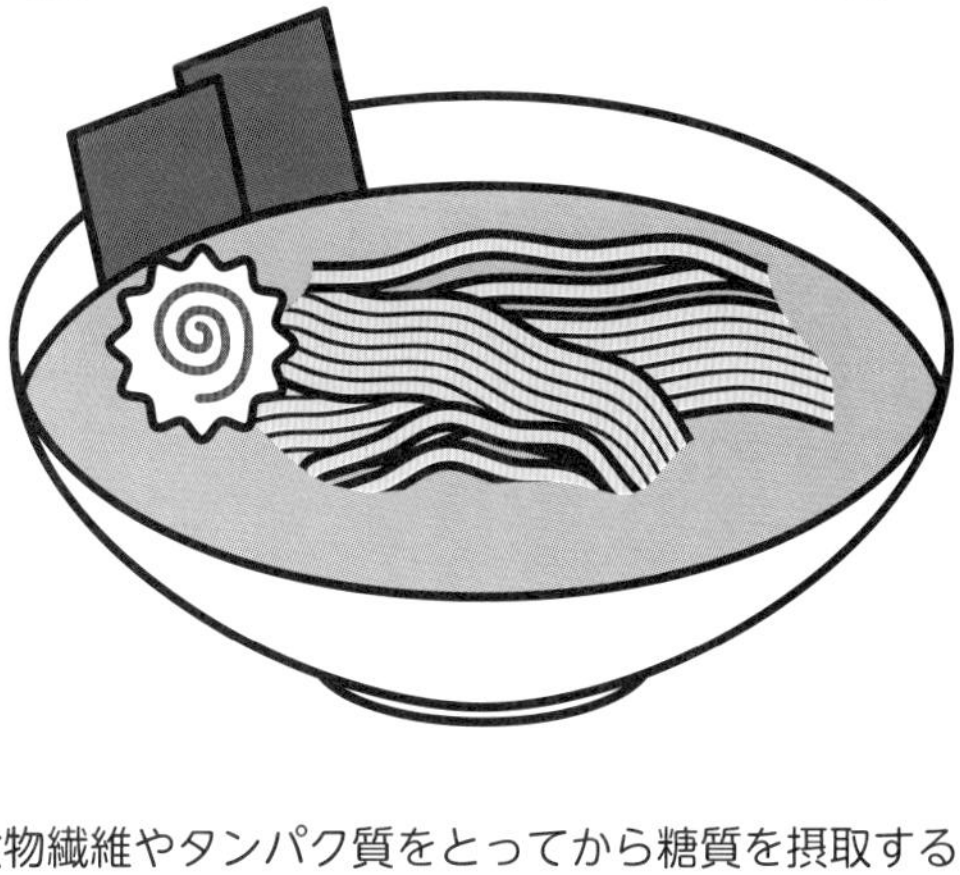

食物繊維やタンパク質をとってから糖質を摂取する
のがポイント。麺はできるだけあとまわしにする。

ラーメンの「血糖値ゆる上げ」ワザ③

ごはん＋ラーメンのセットは危険

ラーメン店のなかには、ランチタイムにごはんが無料でついてきたり、ラーメン＋半チャーハンのセットがお得になったりするケースがあります。

ただでさえ糖質量の多いラーメンにごはん類をプラスすれば、どれだけゆる上げワザを駆使しても、血糖値の上昇は抑えられません。

昼食時のラーメンに必ず半ライスをつけることが習慣になっている人もいますが、そうなってしまうと脂肪肝が進行し、肥満を一気に悪化させてしまうので要注意。サービスを利用できないのは残念ですが、ダイエット中のラーメンは単品オーダーを心がけましょう。

「ギョーザをつけるならいいですか？」という質問をよく受けますが、ギョーザの場合、皮に糖質が多く含まれているものの、具材に野菜や肉が入っているので、ごはん類よりは安心です。

それでも、「ごはん類よりはマシ」といった程度なので、どうしてもギョーザをセットにしたいのなら、ラーメンの麺を半分残すくらいの覚悟が必要。

オーダーの自由度が高い店などで、半ラーメン＋半ギョーザという組み合わせができるのであれば、迷わずこのセットを選びましょう。

いずれにせよ、ギョーザを食べるときには酢をたっぷりつけて食べるようにしてください。

麺とごはんは一緒に食べない

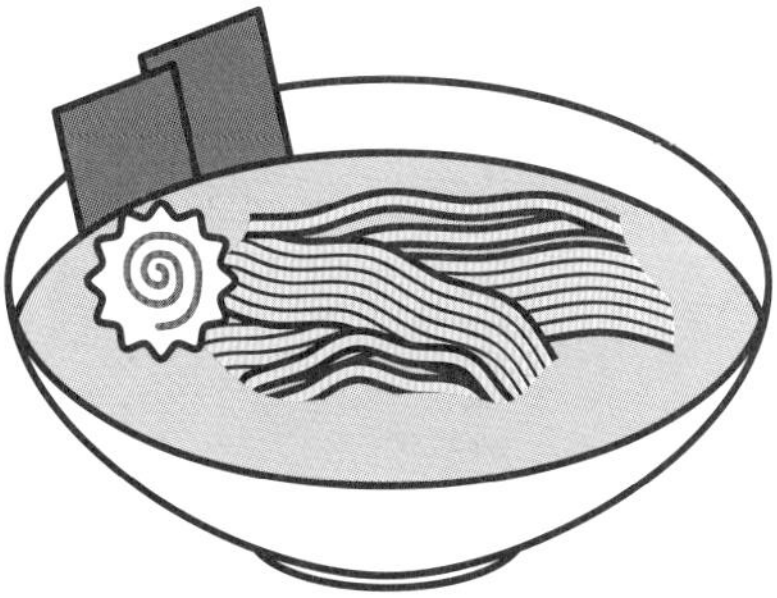

血糖値 高

ライス

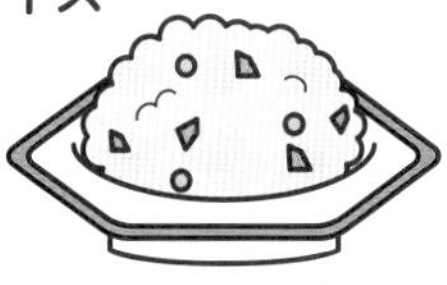

チャーハン

ラーメンにはもともとたくさんの糖質が含まれており、塩分も多い。そのため、ライスやチャーハンと一緒に食べれば糖質過多となり、急激に血糖値が上がってしまう。

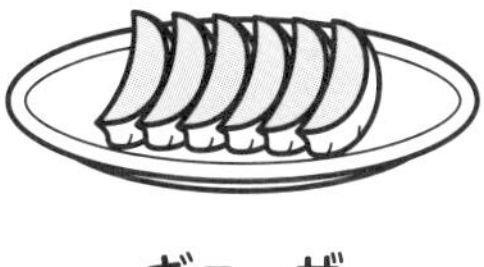

ギョーザ

具に野菜や肉が入っていて健康的に見えるが、皮に糖質が含まれているので注意が必要。酢をたっぷりつけて食べるのがおすすめ。

そば・うどんの「血糖値ゆる上げ」ワザ①

そばとうどん、糖質が高いのはどっち？

そばとうどんの生麺100gあたりの糖質量を比較すると、そばが48・5g、うどんが53・2gです。また、そばにはうどんの約2倍の食物繊維が含まれるため、食後血糖値の上がり方は、うどんに比べればゆるやかです。

つなぎとなる小麦粉の量が少ない十割そばや二八そばを選べば、さらに「血糖値ゆる上げ」につながります。

もちろんどうしてもうどんが食べたいときは、無理してそばを選んでも楽しめないので、前後の食事で調整するなど工夫をしてください。

そばもうどんも、つゆには糖質の多いみりんや砂糖、しょうゆが使われています。かけつゆの場合は飲み干さないこと、つけつゆの場合はたっぷりつけすぎないことを心がけてください。

そばやうどんはツルツルとのどごし良く食べられますが、それだけ血糖値が上がりやすいというデメリットがあります。しっかり噛んで時間をかけて食べましょう。

ランチタイムには、カツ丼や天丼とのセットメニューが提供されることが多いですが、これらをプラスするのは明らかに糖質の過剰摂取。

どうしても食べたいときは、夕飯のごはんを少なめにするなど、それ以降の食事のなかで調節してください。

そばとうどん、ゆる上げ度が高いのは？

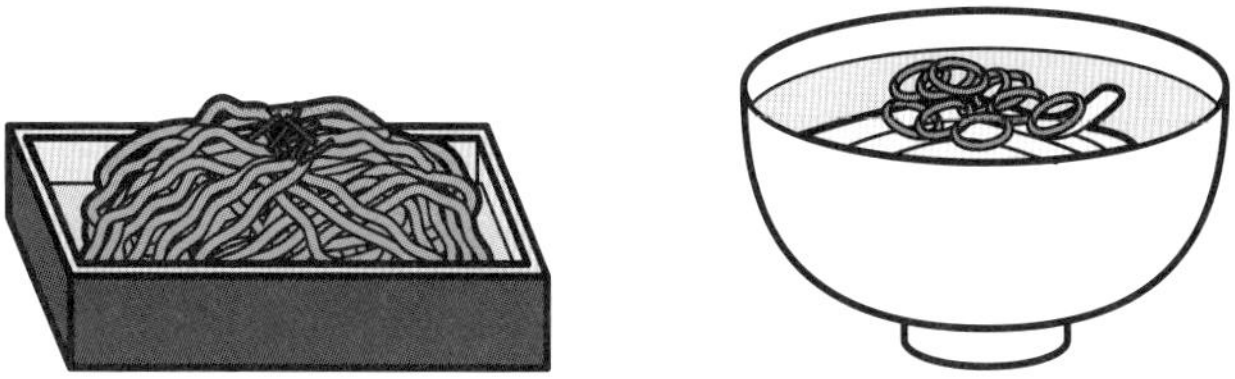

そば		うどん
48.5g	糖質	53.2g
2.9g	食物繊維	1.3g

そばとうどんを比べると、そばの方がやや糖質が少ない。
また、食物繊維はうどんの約2倍でそばに軍配が上がる。
ただし、どちらもつゆに糖質が多く含まれているので飲みすぎは禁物。

うどんは具だくさんメニューを選ぶ

うどんでは「おかめうどん」や「鍋焼きうどん」がおすすめ。具が多く、野菜、きのこ類を多くとることができる。

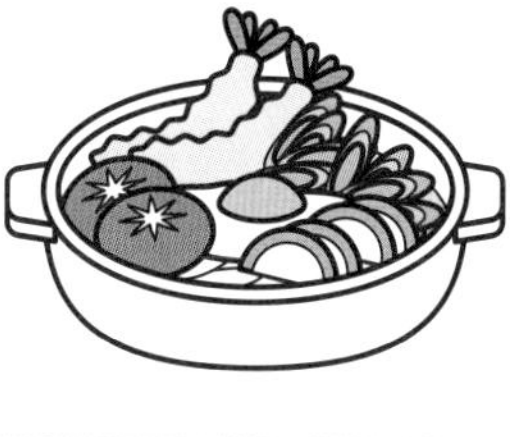

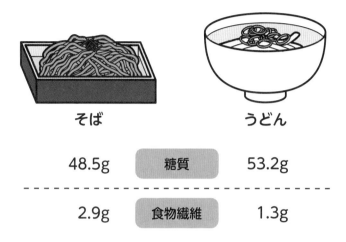

そば・うどんの「血糖値ゆる上げ」ワザ②

トッピングするならネバネバ系食材

山芋は芋類なので、糖質そのものは多めです。

しかし、食べても血糖値が急激に上がるわけではありません。

なぜでしょうか?

その秘密は、山芋に多く含まれているレジスタントスターチ（難消化性でんぷん）です。

レジスタントスターチは、炭水化物でありながら、すぐに消化されずに腸まで運ばれます。

そのため、食物繊維と同様の働きをすることがわかっており、一緒にとった食品の糖質の吸収を抑えてくれるのです。

このように考えると、すりおろした山芋にそばを絡めて食べる「とろろそば」は、手軽に食べられる「血糖値ゆる上げ」メニューであることがわかるでしょう。

もっとも、山芋の場合、すりおろさない方がレジスタントスターチの効果が高まるため、家庭で調理する場合は、千切りにするのがよいかもしれません。

同じネバネバ系をトッピングしたものでは、「納豆そば」もおすすめの一品です。

血糖値の急上昇を抑える食物繊維だけでなく、良質なタンパク質を含む納豆は、ダイエット中に積極的にとりたい食品のひとつ。

そばを食べるときには、積極的にネバネバ系食材を加えましょう。

とろろと納豆でゆる上げ度アップ

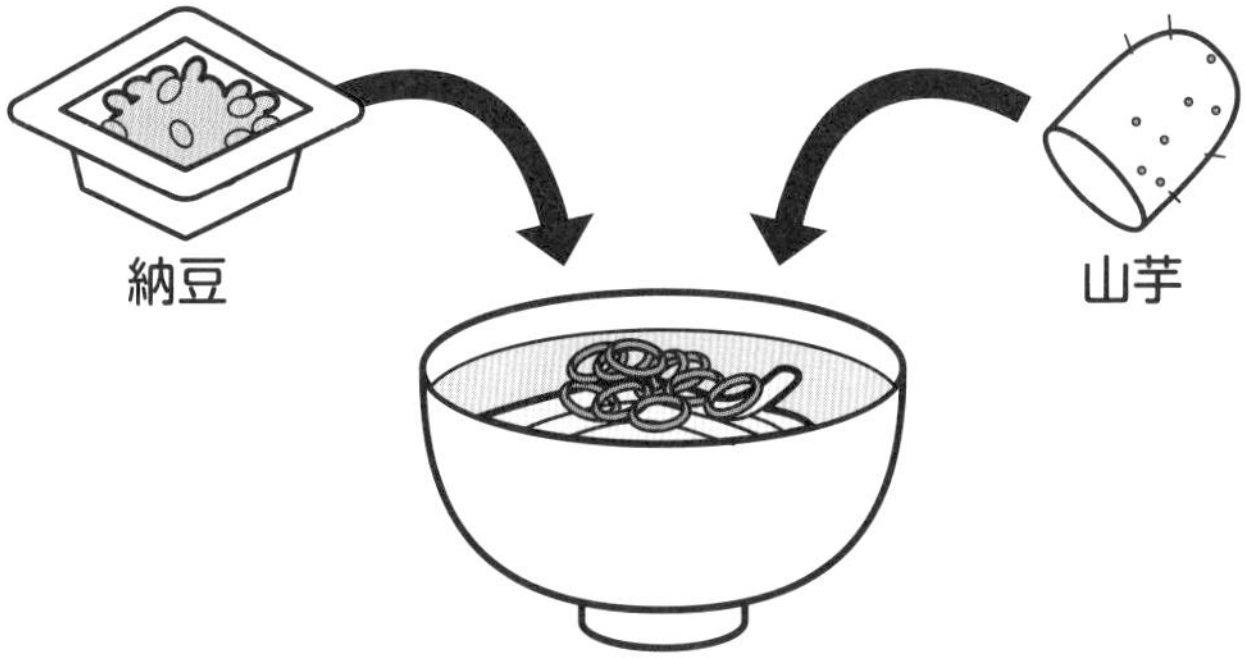

とろろそばには血糖値の上昇を抑える効果が。また、納豆からは食物繊維とタンパク質が摂取できる。

山芋に含まれている優良でんぷん

レジスタントスターチ

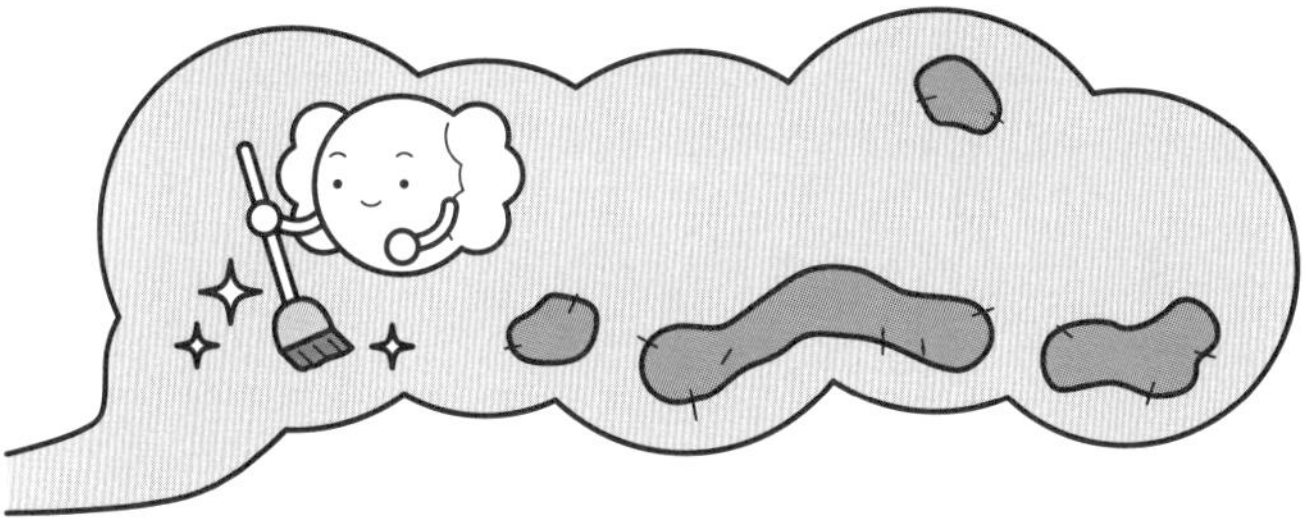

山芋に多く含まれるレジスタントスターチは、消化されずに大腸に届き、腸内環境を整えてくれる。また、食物繊維と同じ働きをするため、血糖値の上昇をゆるやかにする。

そば・うどんの「血糖値ゆる上げ」ワザ③

やせるのはざるそば？　天ざる？

あっさりしたものの方がダイエット向きだという誤解は、脂質や油が太る原因になるという思い込みによるものです。

脂肪肝になったり肥満になったりする原因はあくまでも糖質のとりすぎなので、この思い込みがダイエットの邪魔をしているケースは驚くほど多いのです。

ざるそばと天ざるを比較すると、明らかにざるそばの方があっさりしていますが、どちらが太りにくいかと言えば、実は天ざるの方。

天ぷらの脂質が糖質の吸収を遅らせるので、血糖値の急上昇が起こりにくいのです。

ざるそばはあっさりしているぶん、満足感が得られにくく、すぐにお腹がすいてしまいます。その結果、甘いおやつなどに手が伸びやすいというデメリットも。

その点、天ざるなら野菜やタンパク質が確実にとれますから、栄養バランスも◎です。

では、同じように野菜がトッピングされている「山菜そば」はどうでしょうか？

メニューとしては悪くないのですが、トッピングされる野菜（山菜）があまり多くないので、食物繊維の量が心もとないところ。天かすをプラスすれば、「糖質ゆる上げ」の効果はさらに高まります。天かす＝太りそうと敬遠していた人も試してみてください。

天ざるはダイエットに向いている？

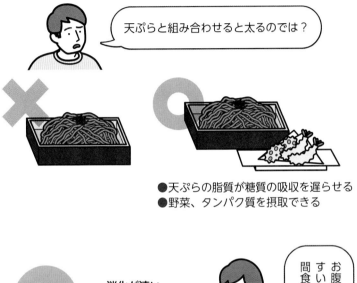

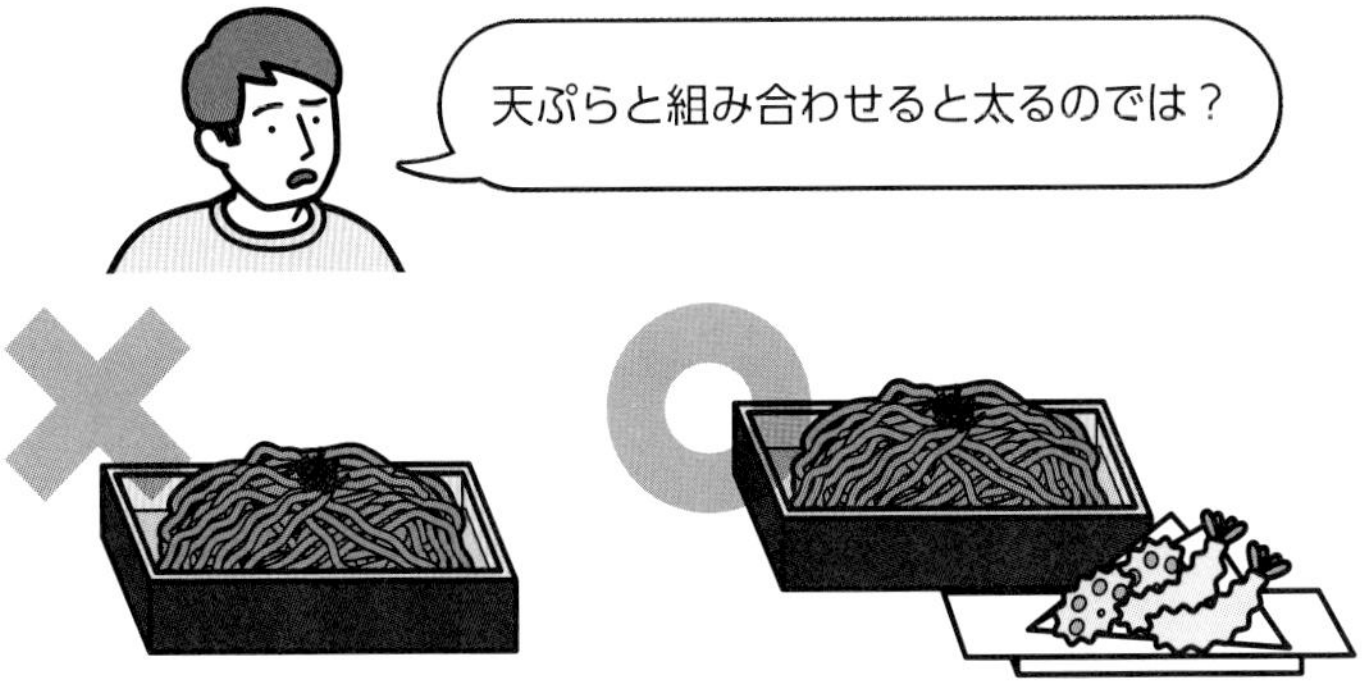
天ぷらと組み合わせると太るのでは？

●天ぷらの脂質が糖質の吸収を遅らせる
●野菜、タンパク質を摂取できる

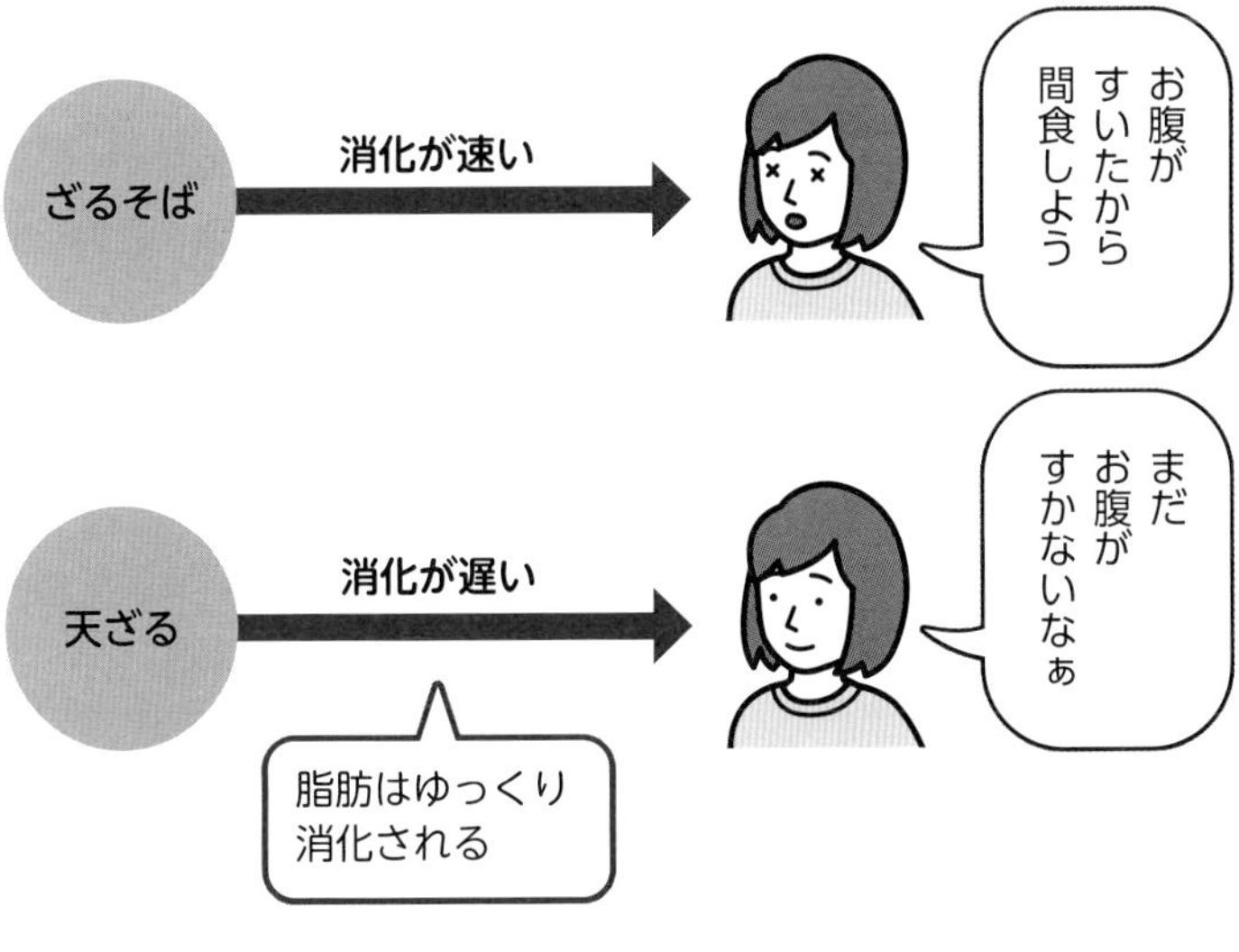
ざるそば
消化が速い
お腹がすいたから間食しよう
天ざる
消化が遅い
脂肪はゆっくり消化される
まだお腹がすかないなぁ

寿司の「血糖値ゆる上げ」ワザ①
寿司の前に〝つまみ〟を食べる

ごはんものは、いきなり食べないことがセオリーです。お寿司屋さんで食事をするときも、まずは刺身や酢の物から食べるようにするとよいでしょう。タコやイカ、貝類など噛み応えのあるものを選べば、その後の食べすぎを防ぐことができます。

最初に茶碗蒸しを食べるというのも血糖値ゆる上げの対策として有効です。

回転寿司チェーンの場合はとくに寿司以外のメニューも豊富なので、糖質量の少ない鶏の唐揚げなどを先に注文してお腹に入れておくと、お寿司を食べたときの血糖値の上昇を抑えることができます。

つまみである程度お腹を満たしたら、好きなネタから注文しましょう。好きなものを最初に食べれば、その段階でかなり満足感が得られるはずです。

逆に食べたいものを最後にすると、結果として食べすぎてしまうことにもなりかねません。

また、寿司を1貫食べるごとに、口直しのガリをひと口食べるようにすれば、しょうがと酢の効果で血糖値の上昇を抑えることができます。

お寿司屋さんの場合、お茶は「あがり」と呼ばれ、食後に飲むのが普通です。しかし「血糖値ゆる上げ」を狙うなら、お寿司とお寿司の合間に濃いお茶をちょこちょこ飲んでください。

回転寿司の「血糖値ゆる上げ」

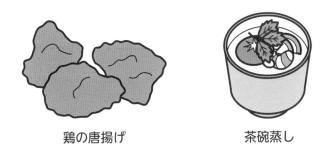

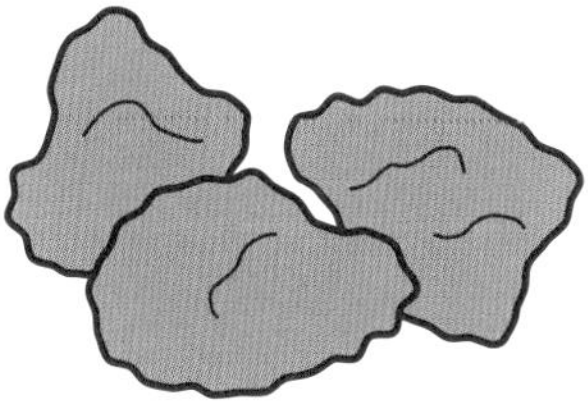

鶏の唐揚げ

茶碗蒸し

いきなりお寿司を口にするのではなく、先に糖質の少ないサイドメニューをお腹に入れておく。

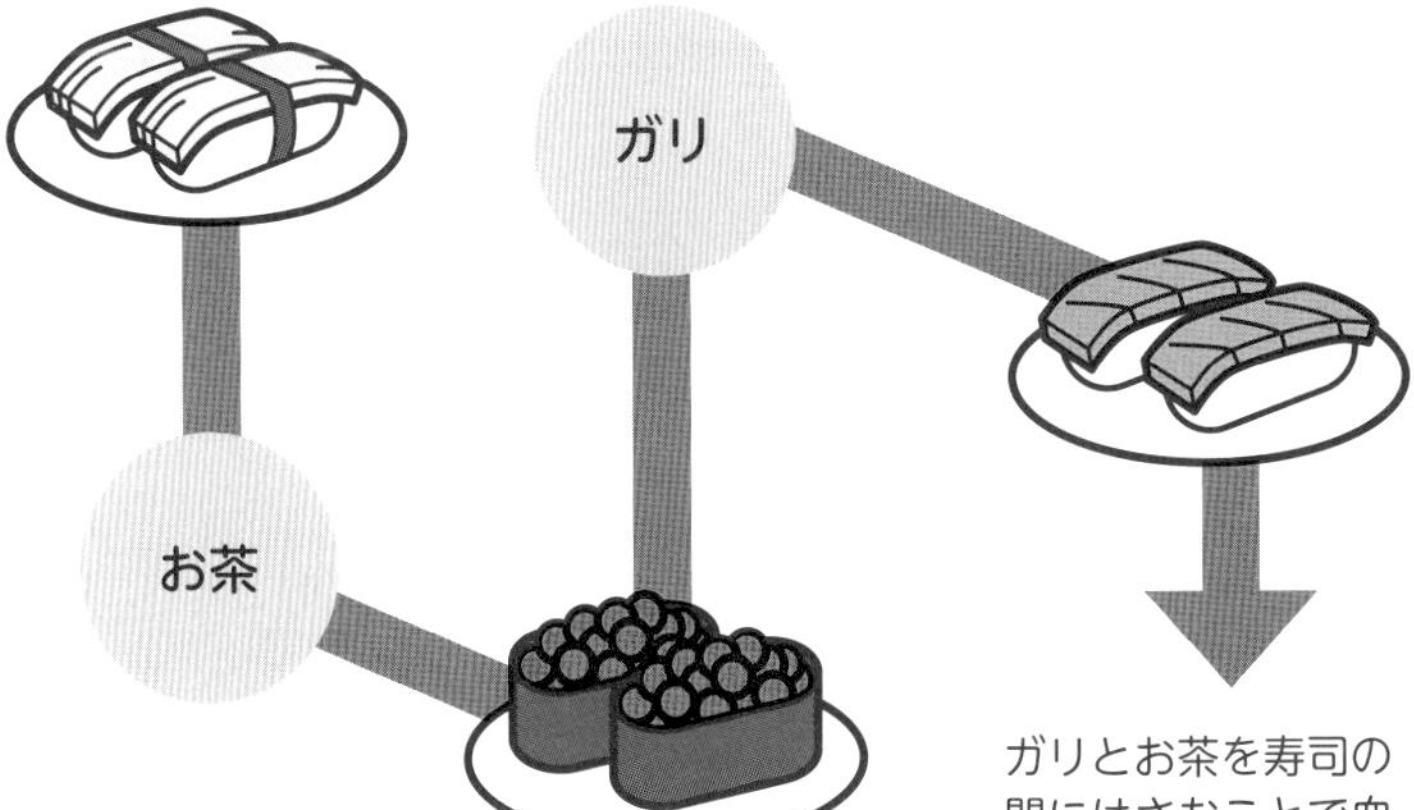

ガリとお茶を寿司の間にはさむことで血糖値の上昇を抑えられる。

寿司の「血糖値ゆる上げ」ワザ②

少なめのシャリでネタを楽しむ

魚介類の糖質量は大きく変わらないので、ネタ選びに神経質になる必要はありません。むしろ気をつけたいのは、やはりごはんの量です。

お寿司1貫のごはんは20g程度なので、7〜8貫食べれば、中盛りの茶碗1杯分くらいに相当します。また、酢飯には酢だけでなく砂糖も含まれるので、そのぶん糖質量はどうしても多くなりがち。

「糖質ちょいオフ」を意識するなら5貫くらいに抑えたいところですが、それだとあまりに物足りないという人もいるでしょう。その場合はシャリを少なめで握ってもらい、いろんなネタを楽しむようにするとよいと思います。

1貫あたりの値段は同じなのでコスパは多少悪くなりますが、回転寿司チェーンでは少なめのシャリを選べるところが増えているのでうまく活用してください。

一方、押し寿司や巻き寿司はシャリが圧縮されるぶん糖質量がどうしても多くなります。とくにサバのバッテラは、サバを酢でシメる際に砂糖が使われるので、それだけでかなりの糖質量になってしまいます。

また、いなり寿司も甘く煮込んだ油揚げにたっぷりの糖質が含まれるので、食べすぎないように注意してください。

シャリはできるだけ少なめに

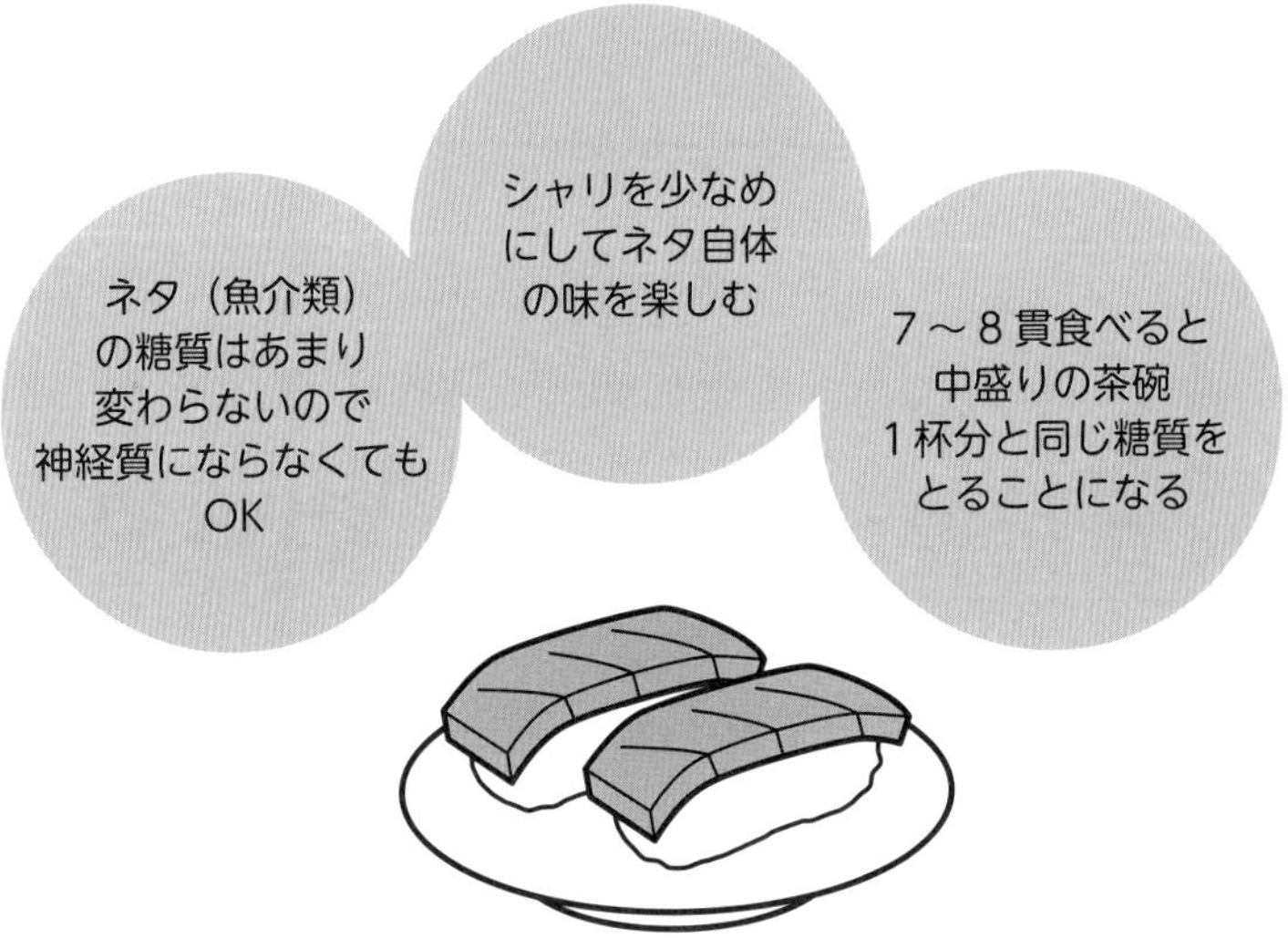
ネタ（魚介類）の糖質はあまり変わらないので神経質にならなくてもOK
シャリを少なめにしてネタ自体の味を楽しむ
7～8貫食べると中盛りの茶碗1杯分と同じ糖質をとることになる

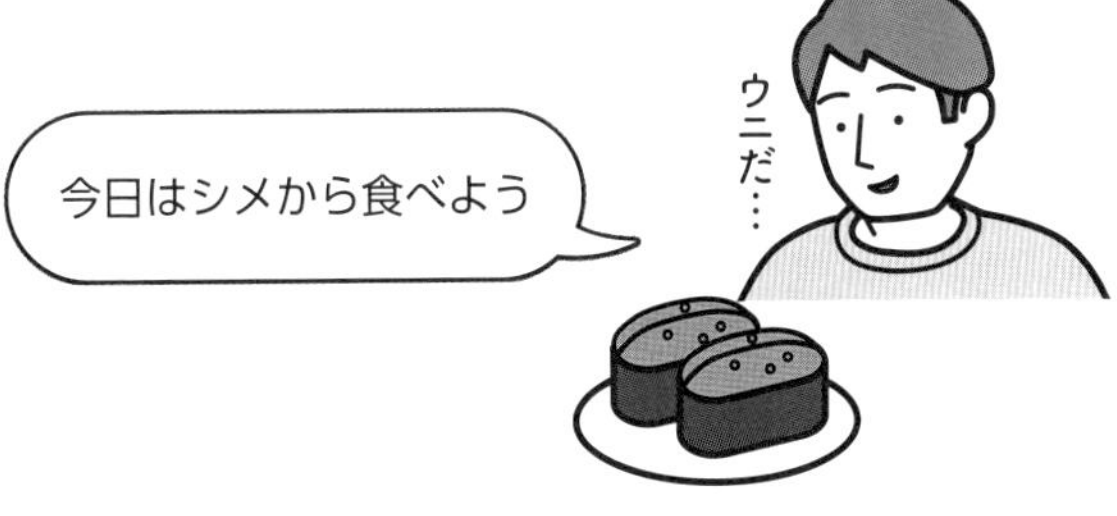
今日はシメから食べよう
ウニだ…

好きなネタやいつも「シメ」に設定しているネタから食べ始めることで満足度が上がり、食べる量をコントロールすることができる。

寿司の「血糖値ゆる上げ」ワザ③
しょうゆは「ちょいづけ」にとどめる

お寿司を食べるときに欠かせない調味料といえば「しょうゆ」。

ネタ側に少しだけしょうゆをつけるのが粋な寿司の食べ方だと言われますが、これは「血糖値ゆる上げ」の観点からしても大正解です。

しょうゆは意外なくらい糖質が多く含まれるので、つけすぎてしまうと無駄に血糖値を上げることになってしまいます。

白身の魚などは、塩をつけたり、レモンを搾ったりして食べれば、血糖値ゆる上げにつながるのみならず、味の変化も楽しめるのではないでしょうか。

また、オリーブオイルをシャリに少し垂らしてから食べると、血糖値の急上昇が抑えられます。少しオリーブオイルを垂らしたしょうゆにつけながら食べるのも、新鮮な食べ方でおすすめです。

和洋折衷の創作寿司を出すようなお店なら、お願いすれば出してくれるかもしれませんが、一般的には用意されていないと思うので、「マイボトル」があると安心です。

ラーメンのところでもふれましたが、オリーブオイルは「血糖値ゆる上げ」の強力な助っ人なので、普段から小瓶に入れたオリーブオイルを用意しておき、外食時に携帯すると便利に使えます。

しょうゆはベッタリつけない

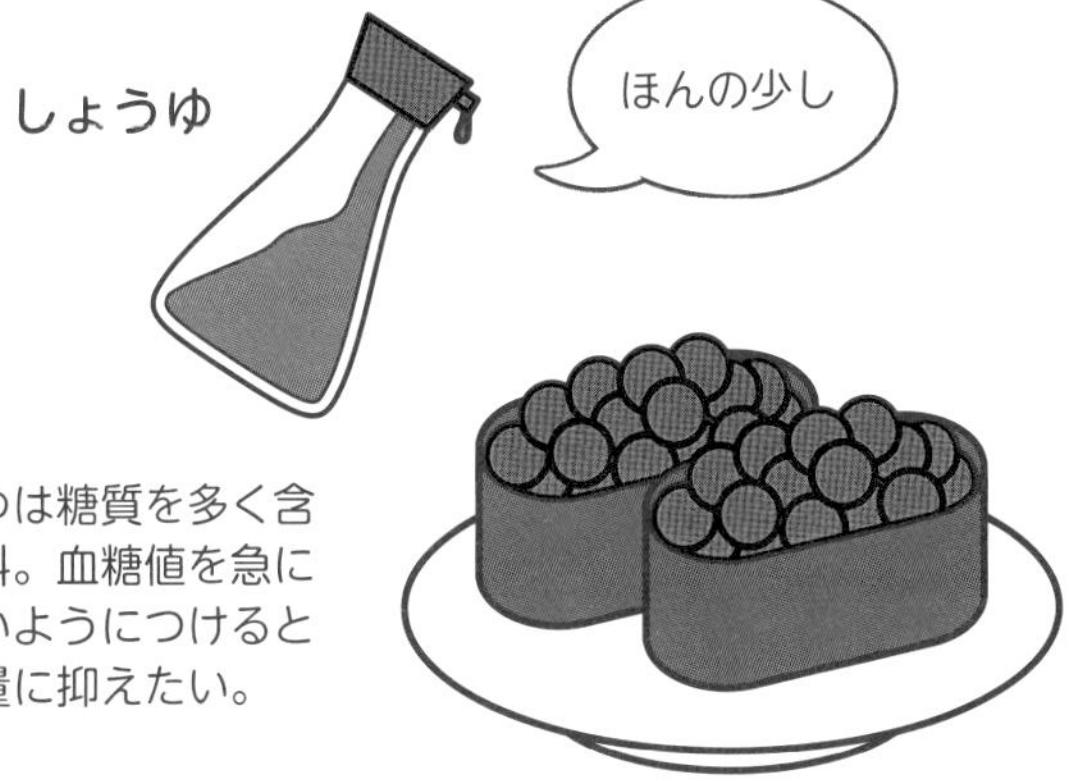
しょうゆ
ほんの少し

しょうゆは糖質を多く含む調味料。血糖値を急に上げないようにつけるときは少量に抑えたい。

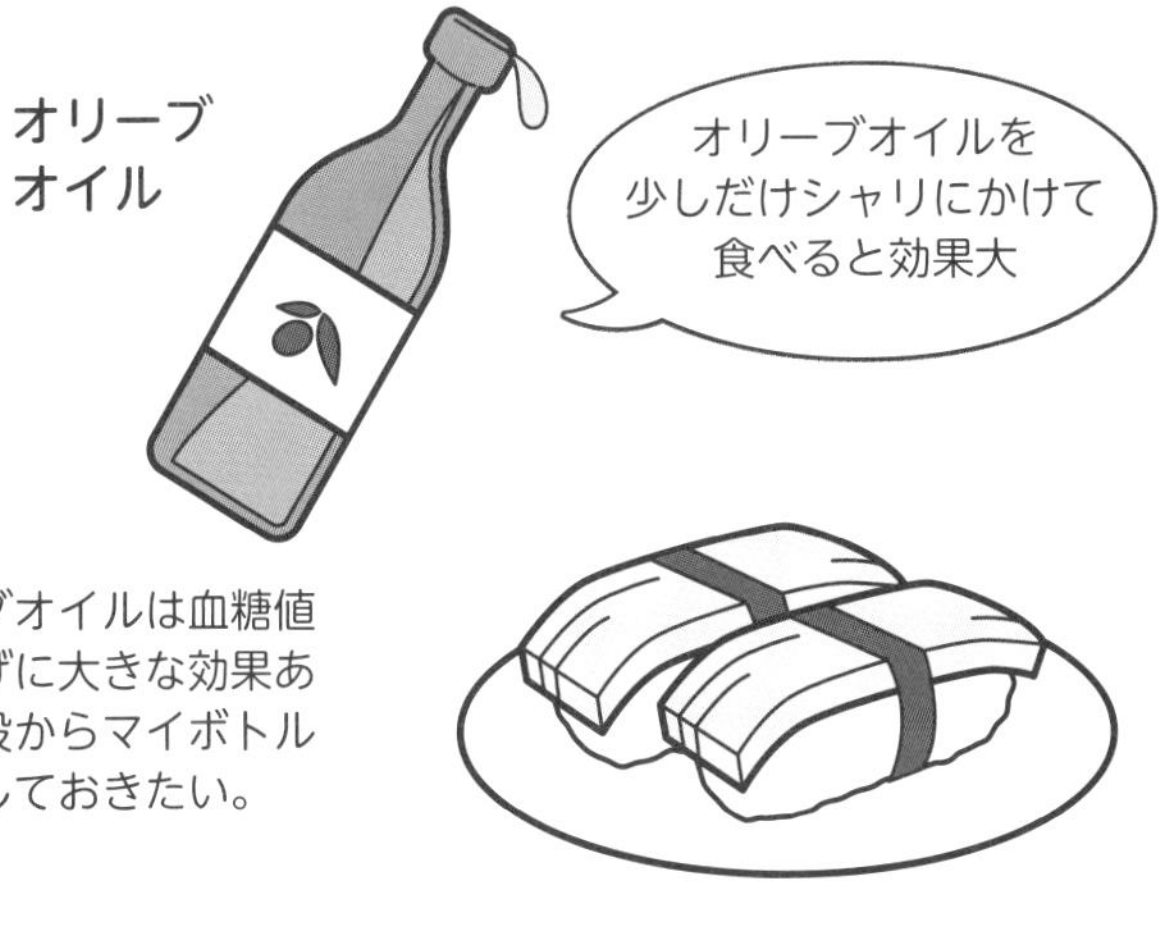
オリーブ
オイル
オリーブオイルを
少しだけシャリにかけて
食べると効果大

オリーブオイルは血糖値ゆる上げに大きな効果あり。普段からマイボトルで携帯しておきたい。

イタリアンの「血糖値ゆる上げ」ワザ①

前菜の力で血糖値の上昇を抑える

ピザやパスタなど、比較的糖質多めのメニューが多いイタリアンは、コースではなく、アラカルトでの注文がよいでしょう。

まず前菜ですが、一番のおすすめは魚介類のマリネ。プロテインファースト＋マリネに使われる酢の力で、その後の血糖値の急上昇を防ぎましょう。ワインのおつまみにもなる生ハムのサラダやチーズの盛り合わせも、「血糖値ゆる上げ」に貢献します。

トマトのカプレーゼは前菜の定番ですが、おいしいカプレーゼほど糖度の高いフルーツトマトが使われている可能性があります。また、サラダをオーダーするならシンプルな葉野菜のサラダが無難でしょう。

サラダの食物繊維とマリネの酢は、いずれも消化吸収を遅らせる効果があるので、ピザやパスタの前にはしっかりとっておきたいところ。

ただし、前菜については気をつけたいこともあります。バルサミコ酢が使われている前菜は要注意。バルサミコ酢は他の酢にはない豊潤な風味を持ち、イタリア料理には欠かせない調味料ですが、独特な甘みがあるぶん、どうしても糖質量が多くなります。

メニューからバルサミコ酢の使用がわかる場合は、どうしても食べたいとき以外、わざわざ頼まない方がよいでしょう。

イタリアンの前菜の選び方

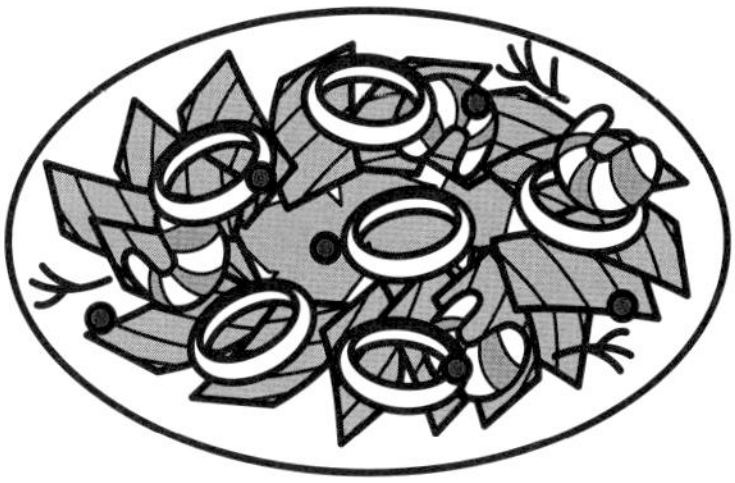

魚介のマリネ

前菜はマリネかサラダがおすすめ。サラダの食物繊維、マリネの酢はどちらも血糖値を安定させる。

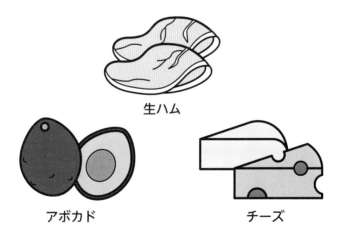

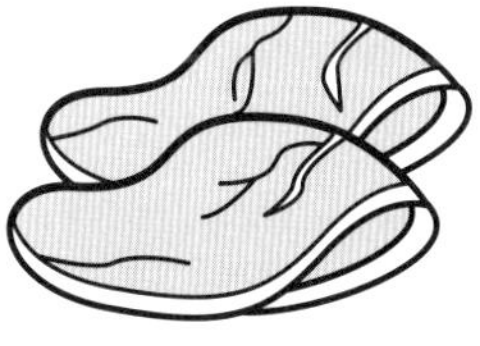

生ハム

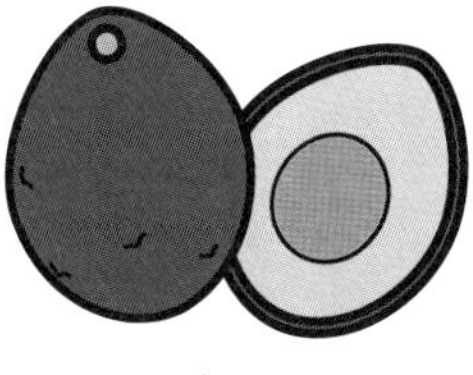

アボカド

チーズ

チーズとパンを一緒に食べると血糖値の上昇がゆるやかになる。また、アボカドは低糖質なのでおすすめ。

イタリアンの「血糖値ゆる上げ」ワザ②

メイン料理を先に食べる

コース料理なら、前菜やサラダのあとにパスタかピザ、最後に肉や魚のメイン料理と続いていくのが一般的ですが、血糖値ゆる上げを考えるなら、メイン料理を先に食べましょう。

シンプルなコンソメスープであれば間に挟んでもよいですが、ジャガイモやショートパスタが入ったミネストローネやコーンスープは糖質量が多いので注意が必要です。

メインは肉でも魚でも、お好きな方をゆっくり味わって食べてください。

調理法によって糖質量は多少変わるでしょうが、そこまで神経質になる必要はありません。

ここでそれなりにお腹を満たしておくことが、食事全体の糖質量を減らすことにつながっていくのです。

また、おいしいパンを出してくれるお店も多いのですが、糖質量が多いことは間違いないので、食べすぎは禁物。

ただし、オリーブオイルをつけながら食べれば、血糖値の急上昇を抑えることができます。

もっとも、最終的にパスタやピザを楽しみたいのであれば、パンには無理に手をつけない方がよいでしょう。

どうしても食べたいというときも、一切れだけに抑えたいところ。物足りないと感じても、食事トータルで満足感が得られるはずです。

ミネストローネに潜むワナ

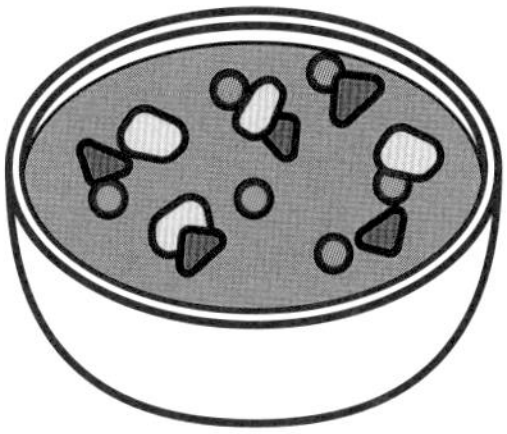

ミネストローネ

イタリアの家庭料理には欠かせない定番スープ。野菜が豊富に入っているが、糖質が多く含まれているジャガイモやショートパスタが入っているため、ほどほどがベター。

パンにはオリーブオイルを垂らして食べる

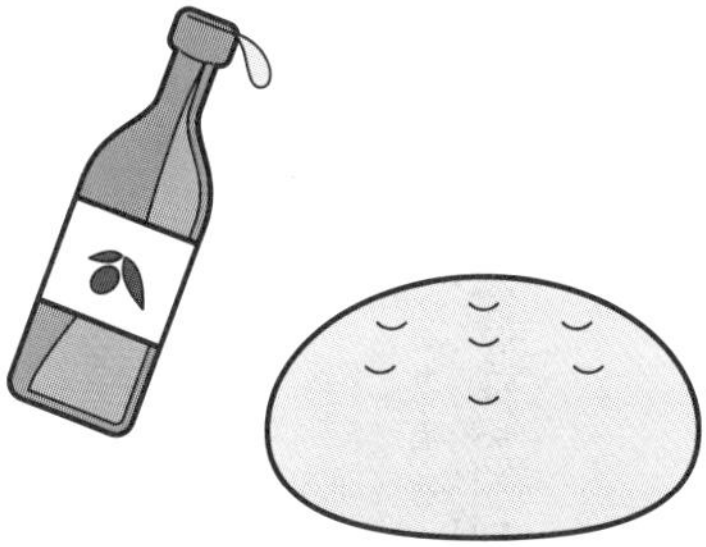

イタリアンの定番である平焼きパン“フォカッチャ”も小麦粉メインでつくられている。そのため、糖質は高め。糖質を体にゆるやかに吸収させるなら、オリーブオイルを垂らして食べるとよい。

イタリアンの「血糖値ゆる上げ」ワザ③
パスタとピザは何を食べてもOK

パスタとピザはイタリアンの「代名詞」と言ってもいいでしょう。クリーム系のパスタやチーズたっぷりのピザは、脂質、カロリー共に高いので、「いかにも太りそう」というイメージがあるかもしれません。

しかし、血糖値ゆる上げダイエットでは、カロリーのことはあまり考えなくていいでしょう。すでに書いたように、脂質はむしろ「血糖値ゆる上げ」の味方になります。

パスタに関しても、ソースの糖質はさほど気にすることはありません。もちろん、数値はソースごとにさまざまですが、食べたいものを好きに楽しみましょう。

しいて提案するなら、野菜が多くとれるトマトソース系と、脂肪の燃焼を助ける唐辛子の入ったペペロンチーノ系です。

パスタやピザを食べるときにもっとも注意したいのは、種類よりも食べる量。

麺やピザ生地は基本的に糖質の塊ですから、味や具材はあまり気にせずに、好きなものを少量選ぶ方が満足できるのではないでしょうか。

いつも食べすぎてしまうという人は、最初から量を調節してもらってください。

また、ピザ生地の「厚さ」を選べる場合は、できるだけ薄いものを選ぶなど、小さな工夫を心がけてください。

パスタとピザの賢い食べ方

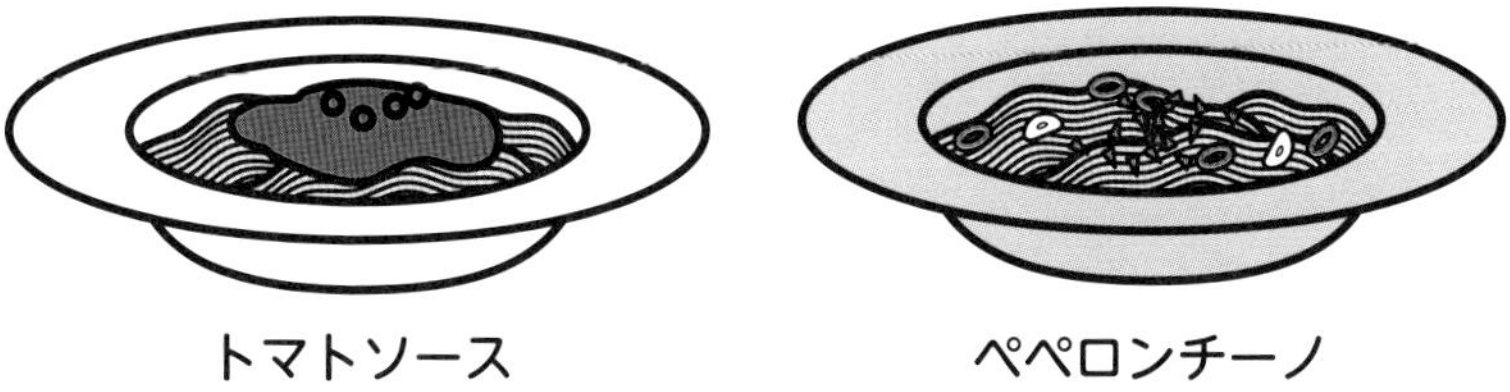
トマトソース
ペペロンチーノ

パスタのソースはどれを選んでもOKだが、おすすめはトマトソースかペペロンチーノ。前者はトマトをはじめとした野菜の食物繊維が豊富。後者は唐辛子が糖質の吸収をゆるやかにし、脂肪を燃焼させる働きがある。

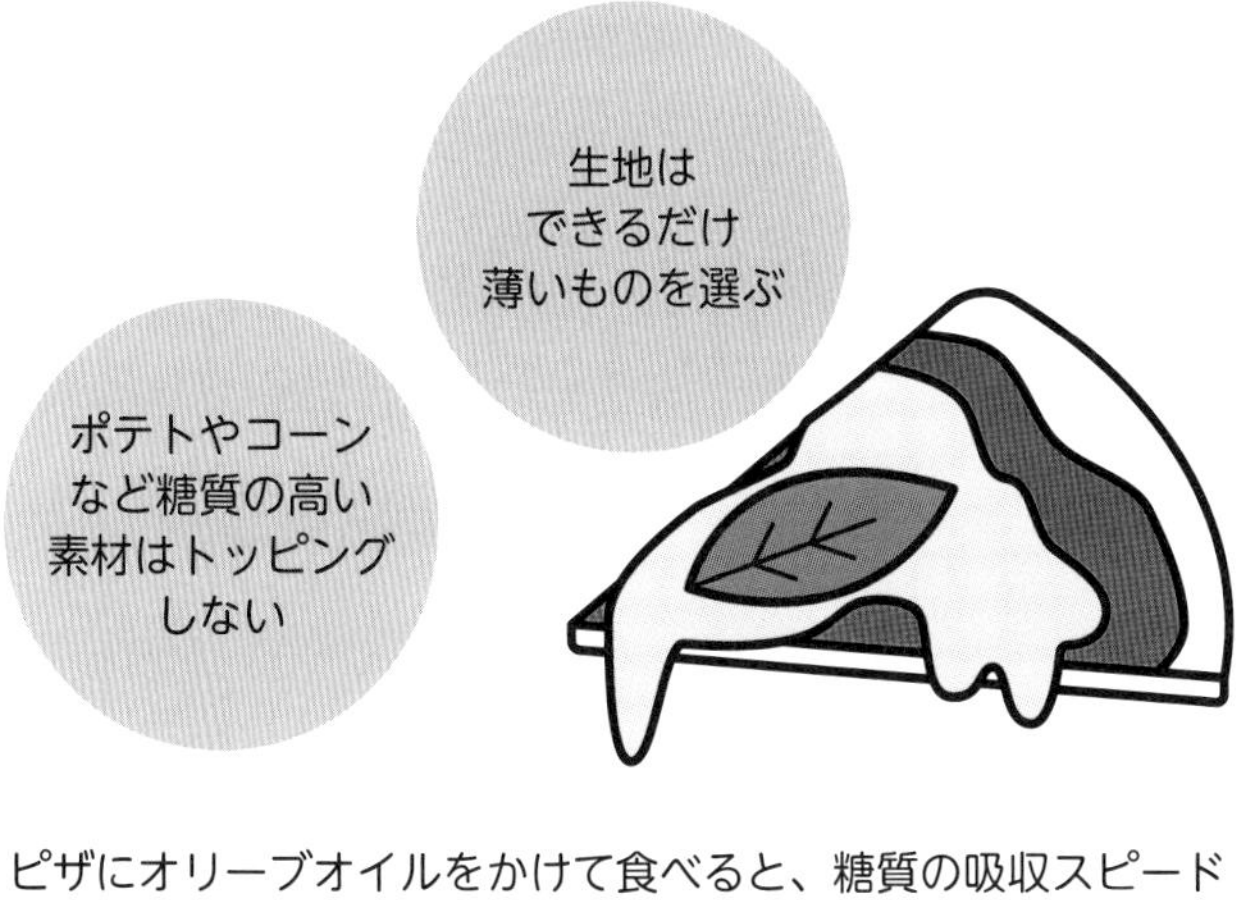
生地は
できるだけ
薄いものを選ぶ
ポテトやコーン
など糖質の高い
素材はトッピング
しない

ピザにオリーブオイルをかけて食べると、糖質の吸収スピードが遅くなる。

焼肉の「血糖値ゆる上げ」ワザ①

焼肉という選択に「罪悪感」はいらない

焼肉はカロリーと脂質のイメージが強いから か、ダイエット時の食事にふさわしくないと思われがちです。しかし、実は「血糖値ゆる上げ」の工夫がしやすく、ダイエット中でも積極的に選びたいのが焼肉なのです。

そもそも肉類の糖質はほぼゼロに近いので、満足できるまで食べたとしても血糖値を急上昇させることはありません。

また、キムチやナムルといった野菜のサイドメニューも多いので、栄養面でのバランスが取りやすいというメリットもあります。

とくにキムチは食物繊維や乳酸菌、ビタミン、ミネラルが豊富な健康食品の代表格。唐辛子のカプサイシン効果で代謝アップも期待できるので、やせやすい体をつくる上でも有効です。

また、焼肉店で定番のわかめスープやコムタンスープは糖質量も少なく、最初にオーダーして飲んでおけば、血糖値の急上昇やその後の食べすぎ防止にもつながります。

血糖値をコントロールするという目的がある以上、ごはんものをたくさん食べることは避けなければいけませんが、その基本をおさえれば、あとは好きなものを好きなだけ食べても問題ありません。

満足感を得やすいので、まさに理想的な外食だといえるでしょう。

焼肉はダイエットに向いている!?

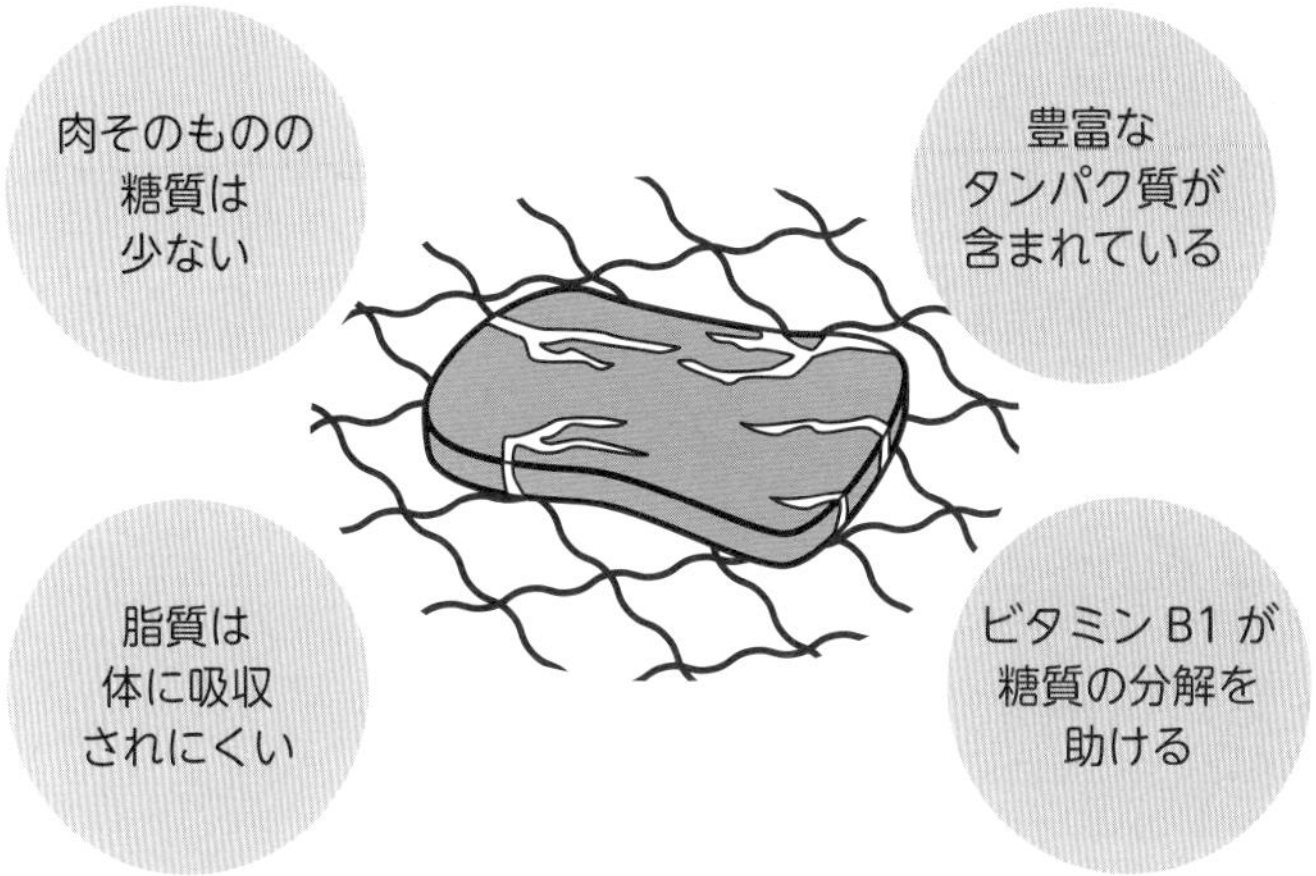
肉そのものの
糖質は
少ない
豊富な
タンパク質が
含まれている
脂質は
体に吸収
されにくい
ビタミンB1が
糖質の分解を
助ける

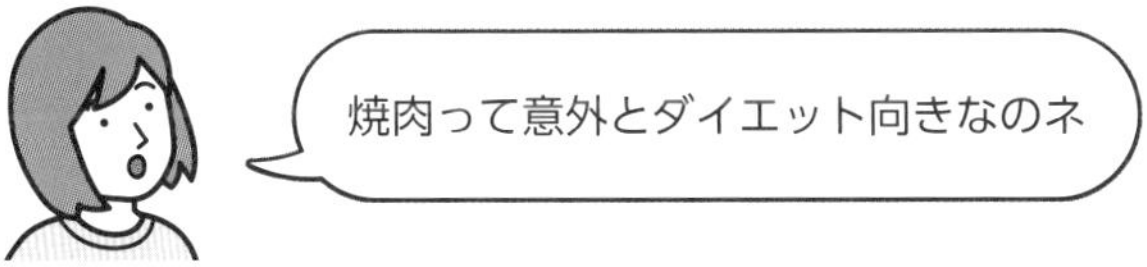
焼肉って意外とダイエット向きなのネ

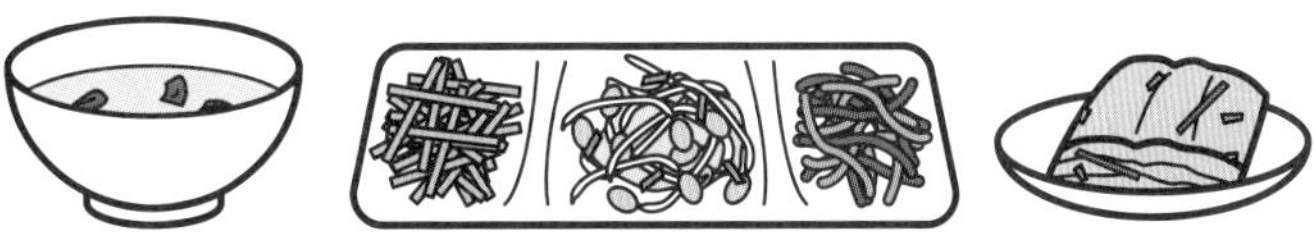

わかめスープ　ナムル　キムチ

焼肉はサイドメニューが充実している。キムチは食物繊維や乳酸菌、ビタミンなどを多く含んだ健康食品。また、肉を食べる前にはわかめスープやコムタンスープを飲んでおきたい。

焼肉の「血糖値ゆる上げ」ワザ②

ゆる上げ効果を左右する「脇役」とは？

焼肉店において糖質オーバーの原因になるのは、主役の肉ではありません。むしろ「脇役」たちです。

まず「タレ」に着目しましょう。

甘いタレにはたくさんの砂糖が使われています。ですから、最初からタレに漬け込んである肉は避けた方がいいでしょう。

焼いた肉につけて食べるときも、つけすぎは避けてください。「血糖値ゆる上げ」のためには、タレではなく、レモン汁や塩などで食べる方がベターです。

また、盲点になりがちなのが卓上に置かれているコチュジャンです。

辛味をつけるもの、と思われがちですが、実は同時に甘みも加えられていて、およそ半分は糖質なのです。そんなコチュジャンをたっぷりつければ、いくら肉の糖質が低くても、一気に血糖値が上げることにもなりかねません。つけるとしても少量にとどめることをお忘れなく。

辛味がほしいのであれば、ソラマメや唐辛子でつくる発酵調味料の豆板醤がおすすめです。こちらは砂糖が使われていないので、むしろ「血糖値ゆる上げ」の味方です。必ず卓上に置かれているとは限りませんが、厨房で使っている可能性もありますから、少し分けてもらえるようお願いしてみる価値はあるでしょう。

タレにはたっぷり糖質が含まれている

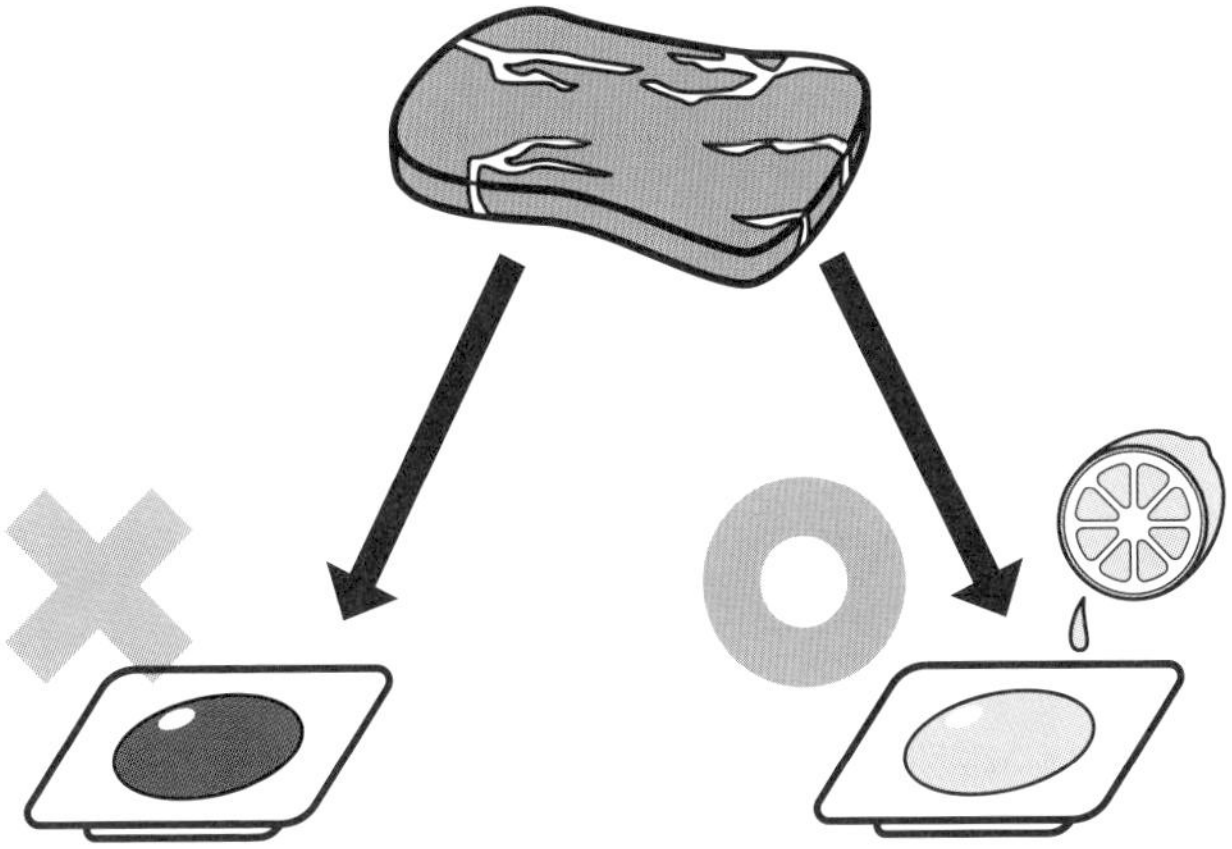

焼肉の甘いタレにはたっぷりの糖分が入っている。壺漬け肉のメニューも同じ理由でNG。つけるならレモン汁か塩であっさりと。

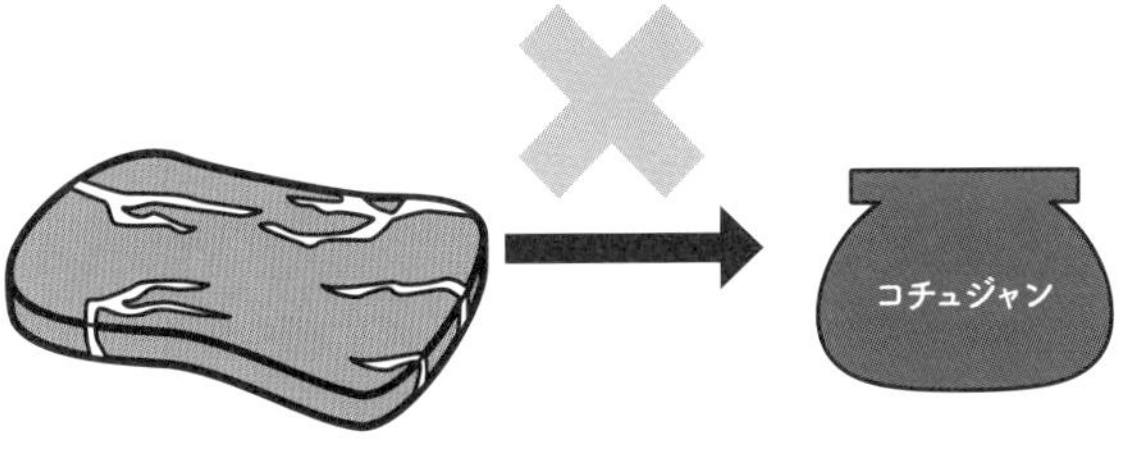

コチュジャンは半分以上が糖質という"要注意"調味料。同じように辛みがある調味料でも、豆板醤なら大さじ1杯あたりの糖質はコチュジャンよりずっと少ない（およそ10分の1）。

焼肉の「血糖値ゆる上げ」ワザ③
「ごはんもの」の誘惑に勝つ

焼肉店で警戒すべきは「ごはんもの」でしょう。タレのついた肉と白いごはんの組み合わせは魅力的ですし、ビビンバやクッパなど心惹《こころひ》かれるメニューもたくさんあります。

しかし、1人前を丸々食べるのは避けたいところ。オーダーするなら1人前を数人で分けるようにして、できるだけ少量を楽しむようにしてください。

ごはんがダメでも冷麺なら……と思うかもしれませんが、焼肉店の冷麺はそば粉でできていますす。つなぎにでんぷんや小麦粉が使われているので、まさに「糖質の塊」といっても過言ではありません。

酢をたっぷりかけることで、血糖値の急上昇はある程度抑えられますが、ごはんものと同じように要注意食品であることには変わりありません。食べるなら数人でシェアすることをおすすめします。

シメとなるごはんものや麺の誘惑に打ち勝つには、野菜をとることで、しっかり満足感を得ておくことでしょう。

焼き野菜やサラダもしっかり食べる。肉が焼けたらサンチュやエゴマの葉を巻いて食べる。

このように食物繊維をとっていくと、血糖値の上昇もゆるやかになりますし、ごはんもののオーダーを見送る余裕が持てるはずです。

焼肉＋ごはんの誘惑に負けない

肉汁とタレ、ごはんのハーモニー！

➡明らかに糖質オーバー

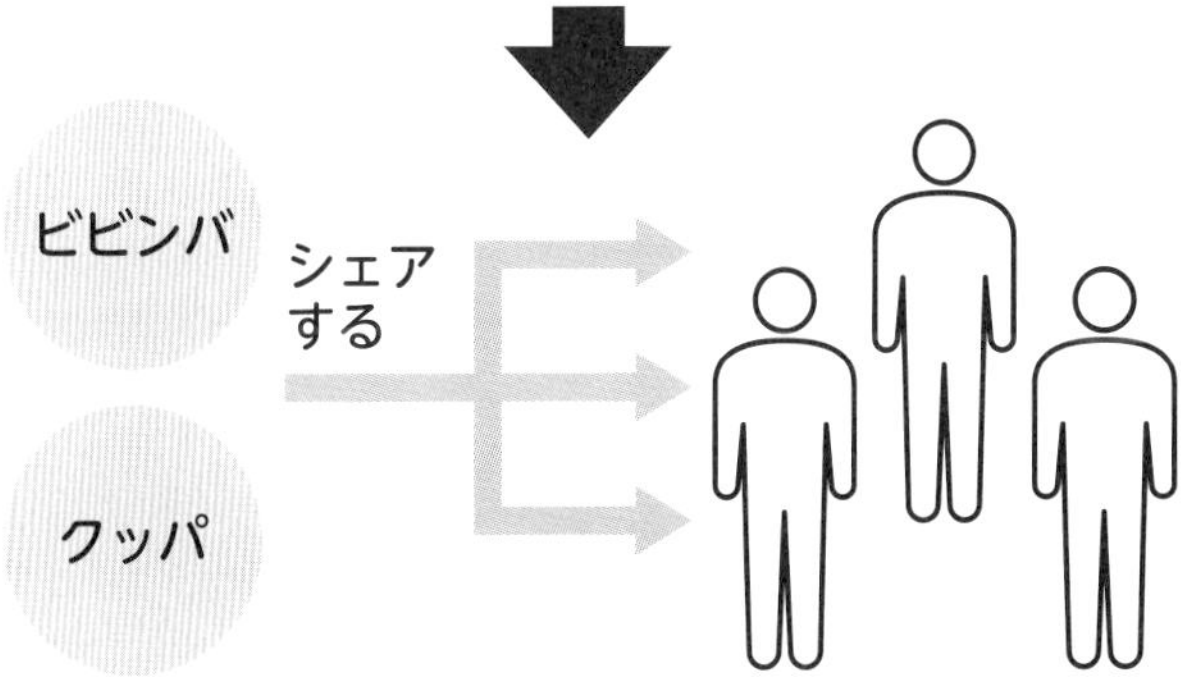
ビビンバ
クッパ
シェアする

ごはんものを食べたいときには１人前を何人かでシェアして食べるのがベター。少量ずつでも複数品あれば満足度が上がる。

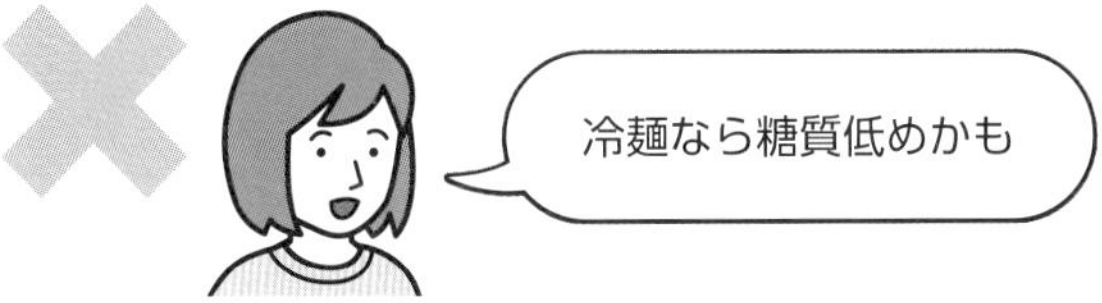
冷麺なら糖質低めかも

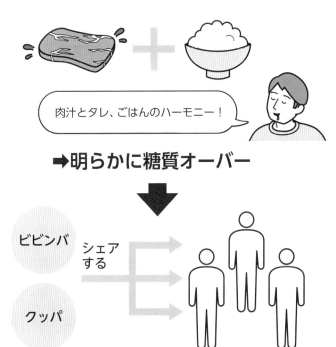

冷麺の糖質は麺のなかでも高め。食べるときには酢をかけて。

カレーの「血糖値ゆる上げ」ワザ

インドカレーのナンは半分にする

カレーのルウには小麦粉が使われているので、昔ながらの欧風カレーはどうしても糖質が高めになります。

一方、スパイスからつくるサラッとしたカレーやインド料理店のカレーなら、小麦粉が入っていないケースも多いので、総じて低糖質と考えてよいでしょう。

問題はカレーに合わせるごはんやナンの糖質量です。

とくにナンは砂糖が含まれるだけでなく、サイズも大きいので、1枚ペロリと平らげてしまうとそれだけで糖質量が100gを超えてしまうようなことにもなりかねません。

ナンを食べるなら、多くても2分の1枚程度、ごはんを選ぶなら小盛りにしてもらうなどして、糖質をとりすぎないようコントロールすることをお忘れなく。

インド料理店には、カレー以外のサイドメニューがあります。先に低糖質でボリュームのあるタンドリーチキンを食べておけば、「血糖値ゆる上げ」の効果が十分に期待できます。

サラダも味方にしたいところですが、すりおろしたニンジンでつくるインド料理店特有のドレッシングには、ケチャップや砂糖が多く使われています。当然ながら、糖質は多め。食べる場合はかけすぎないよう注意してください。

ナンは1枚だけでも糖質のとりすぎ！

最近では白米の代わりにカリフラワーを使った低糖質メニューを扱っている店も。
欧風カレーのルウには小麦粉が使われているため糖質の量は多め。

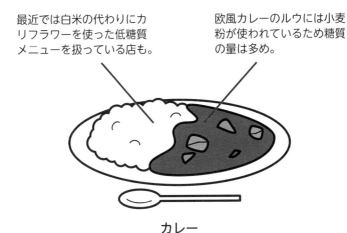

カレー

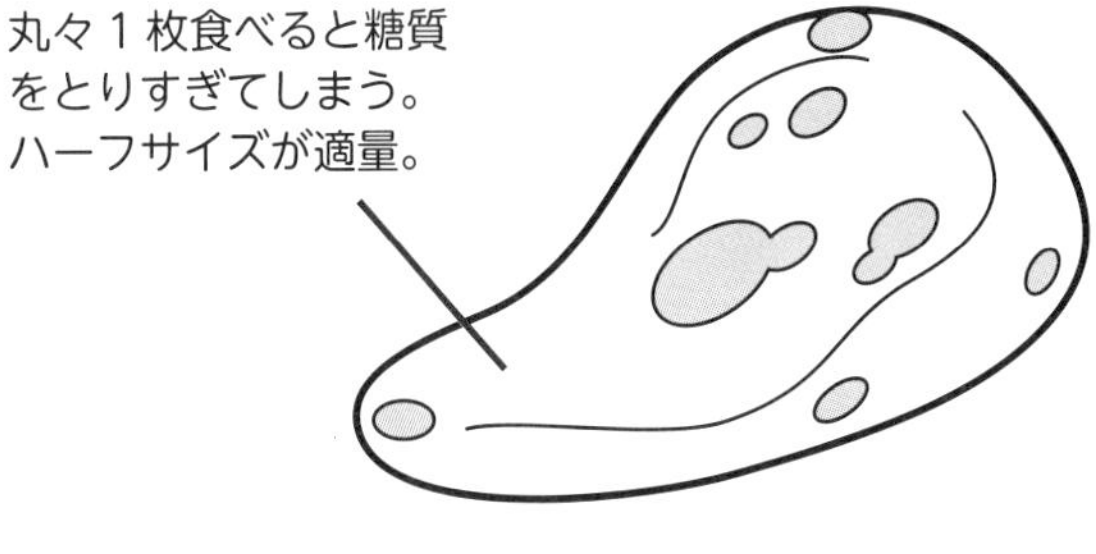
丸々1枚食べると糖質をとりすぎてしまう。ハーフサイズが適量。

ナン

砂糖がふんだんに使われているナンは高糖質。巨大サイズで提供されることもあり、分量は意識して減らしたい。

お好み焼きの「血糖値ゆる上げ」ワザ

餅のトッピングとソースのかけすぎはNG

お好み焼きには小麦粉が大量に使われていますが、1枚あたりの糖質量はごはん1膳と同じくらいです。

理由は刻んだキャベツがたっぷり使われているから。キャベツは食物繊維が豊富なので、血糖値のゆる上げにもひと役買ってくれるのです。

1枚で満足できるよう、肉や魚介類、チーズなどで具だくさんにするのもポイントですが、何を入れてもいいわけではありません。たとえば餅を加えると、ボリュームだけでなく糖質も増えてしまうので気をつけてください。

かつお節や青のりは、トッピングとしてたっぷりふりかけましょう。かつお節はタンパク質やカルシウムのほか、健康効果の高いオメガ3脂肪酸を豊富に含んだ食品。一方、青のりにはミネラルが多く含まれています。

食べ方によっては糖質を抑えられそうなお好み焼きですが、気をつけたいこともあります。焼きそばが加わる広島風お好み焼きは、粉+麺のダブル糖質となるため積極的にはおすすめしません。

食べるときには1人前を2人で分けるなどして、量を調節するのをお忘れなく。

注意したいのは糖質の多いソースのかけすぎです。マヨネーズは低糖質なので、ソースを減らしたぶん、マヨネーズで味のアクセントを!

お好み焼きとたこ焼きの注意点

意外と糖質が低いのはキャベツが多く使われているから。

かつお節と青のりはたっぷり乗せても OK。

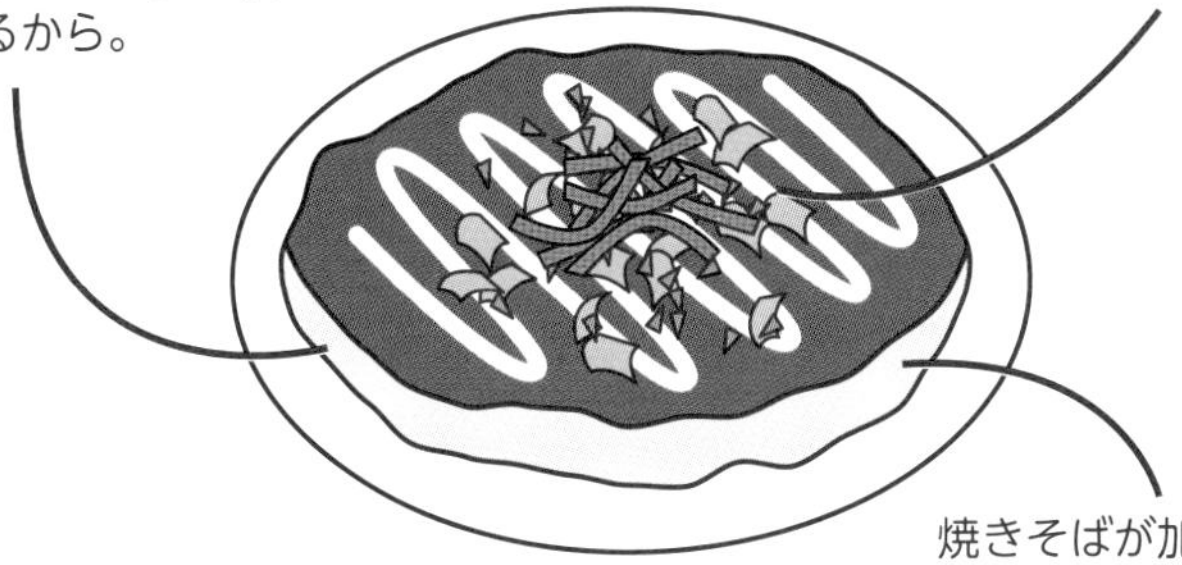

焼きそばが加わる広島風お好み焼きは食べすぎに注意！

お好み焼き

タコはタンパク質が多い食材だが「生地」の原料は小麦粉。

ソースは糖質を上げる要因。かけすぎないように。

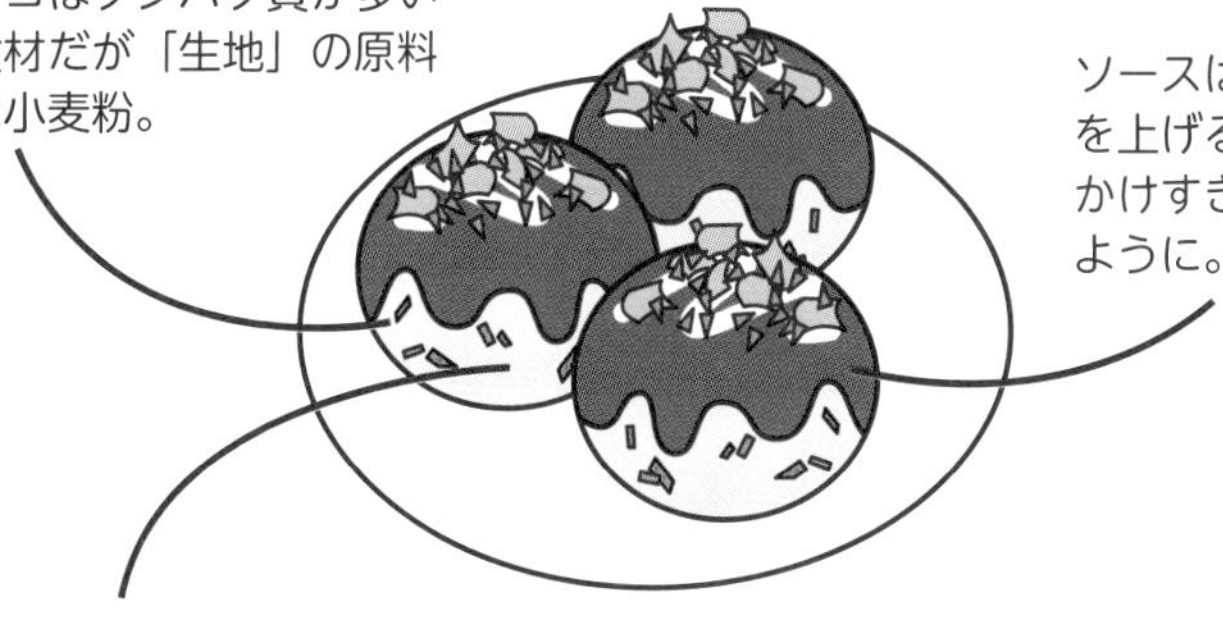

1個あたりの糖質は高くないが8～10個食べるとそれなりに……。チリも積もれば山となる。

たこ焼き

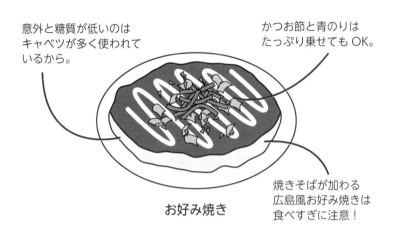

ファストフードの「血糖値ゆる上げ」ワザ

ハンバーガーより糖質が高いのは？

ハンバーガーは脂質が多くカロリーも高めですが、シンプルなハンバーガーなら1個あたりの糖質量は30g前後と決して多くはありません。チーズバーガーにすれば、タンパク質もしっかり補給できます。

問題は、ハンバーガーとセットにして食べることが多いフライドポテト。食べ出すと止まらなくなるのもデメリットで、Lサイズを食べ切ってしまうと、それだけで60g以上の糖質をとることになります。

どうしても食べたい場合は「Sサイズ」にとどめ、噛み応えのある太めのものを選ぶこと。

ただし、食べないに越したことはないということはくれぐれもお忘れなく。

サイドメニューなら、サラダ、チキンナゲット、フライドチキンあたりがおすすめです。ハンバーガーを食べる前にこれらをお腹に入れておくと、バンズに含まれる糖質の吸収をゆるやかにする効果が期待できます。

さらに気をつけたいのがドリンク類。甘い炭酸飲料はダイレクトに血糖値を上げるので、無糖のコーヒーか紅茶を選びましょう。

ファストフードでおすすめできないアイテムがシェイクです。シェイク類はたとえSサイズでも糖質が50g近くあるので、手を出さない方が無難です。

問題はハンバーガーよりフライドポテト

シンプルなハンバーガーにチーズを加えるとタンパク質をしっかりとれる。

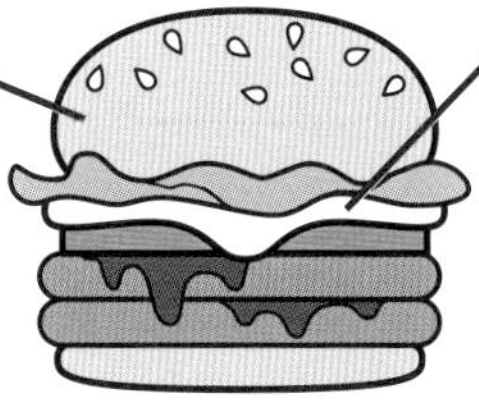

調味料にタルタルソースがたっぷり入るとそれだけで高脂肪に。

ハンバーガー

原料となるジャガイモは高糖質なので野菜というより主食ととらえる方がよい。

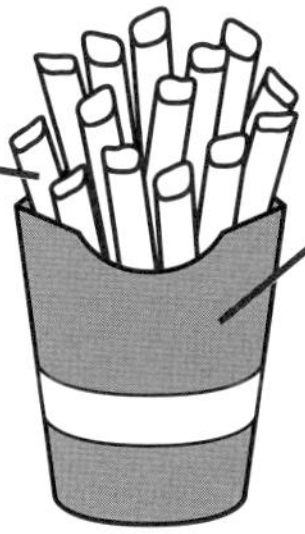

どうしても食べたいときはSサイズにとどめる。

フライドポテト

サラダ

チキンナゲット

フライドチキン

サイドメニューにおすすめの3品。これらを先に食べておけばハンバーガーの糖質吸収がゆるやかになる。

コラム

やせる！ 〝ちょい混ぜ〟メニュー

本書では、主食のごはんを1～2割減らすことを提案しています（→42ページ）。これと同じように、罪悪感なく白いごはんを食べる方法があります。それが「オリーブオイルごはん」。ただ、ごはんに小さじ1杯程度のオリーブオイルをかけるだけ。このひと手間で、ごはんを食べたあとの血糖値の上昇がゆるやかになることがわかっています。

このように、食材同士を組み合わせるだけで血糖値の上昇を抑えるメニューをいくつかご紹介しましょう。

前述したように、緑茶には糖の吸収をゆるやかにする効果があります。そこで、おすすめしたいのが「お茶ヨーグルト」。

抹茶の粉か、市販の茶葉を粉末にしたものをヨーグルト（無糖プレーン）に混ぜていただきます。茶葉には食物繊維が含まれているので、さらに高い「ゆる上げ」効果が期待できるでしょう。

注意したいのは、食べるタイミングです。ヨーグルトは、食事の前に食べると血糖値の上昇を抑える働きがあることがわかっています。ですから、「お茶ヨーグルト」も食事の前・に食べておきましょう。

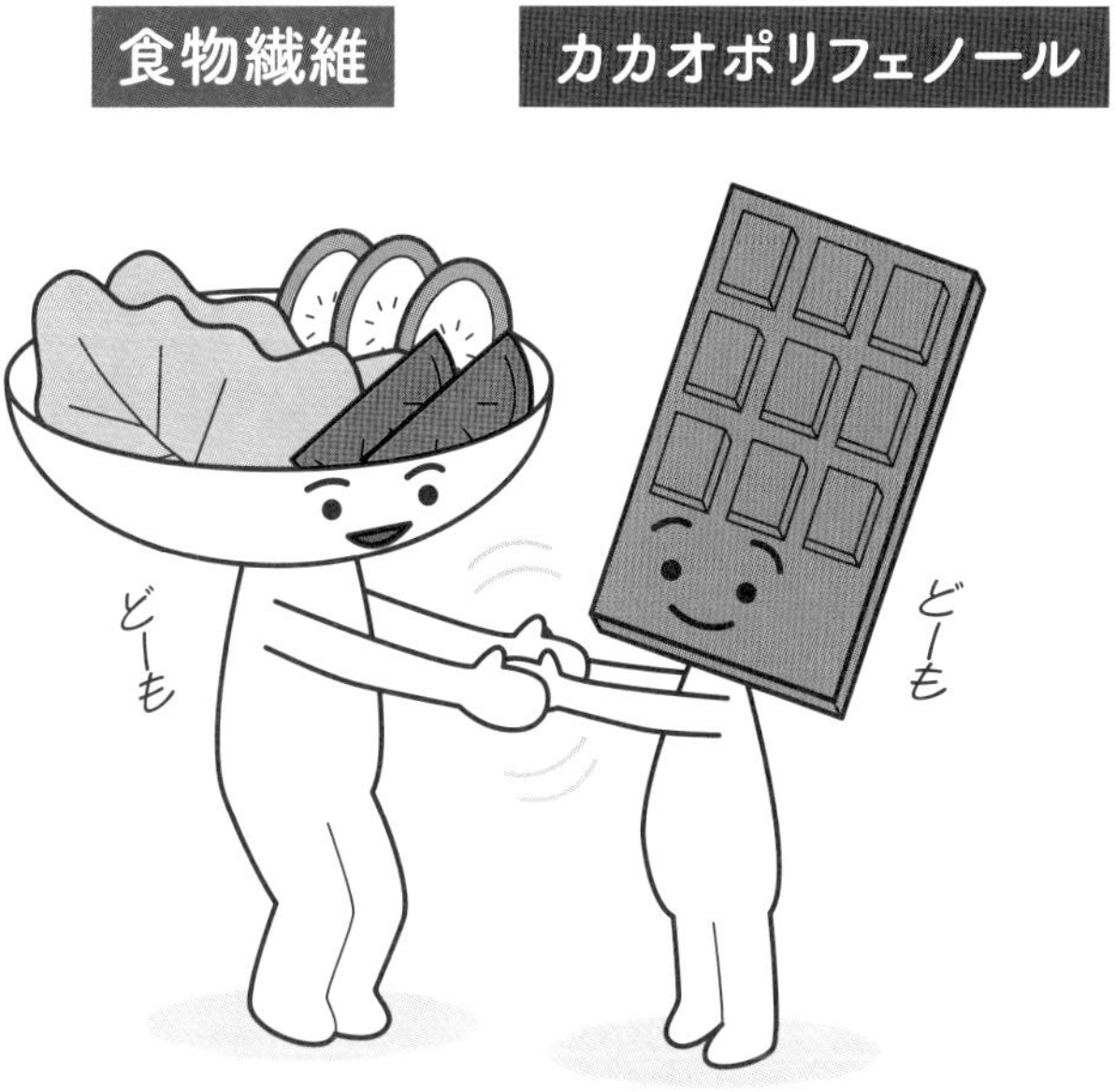
食物繊維
カカオポリフェノール
どーも
どーも

　また、サラダ＋チョコソースもおすすめの一品です。これだけ聞くと眉をひそめる人がいるかもしれませんが、チョコに他の調味料が加わると、深い味わいが楽しめます。

　使うのはもちろん高カカオチョコ。湯せんしたチョコ約10g（小片2枚）にブラックペッパー（少量）としょうゆ、ゴマ油（いずれも小さじ1杯）を加えたものを野菜にかけます。お好みでサラダチキンや鶏のささみを加えてもOK。

　チョコのカカオポリフェノールが血糖値の上昇を抑えてくれます。ぜひ、試してみてください。

第4章

コンビニで食べるものを変える

私たちの生活に欠かせない存在となったコンビニ。ランチをはじめ、普段の食事をコンビニで済ませる人も少なくないでしょう。かつてはコンビニのお弁当は不健康というイメージがありましたが、最近では各チェーンとも健康志向になっています。またタンパク質を手軽にとれる商品も出てきました。この章ではコンビニでの「血糖値ゆる上げ」ワザをご紹介します。

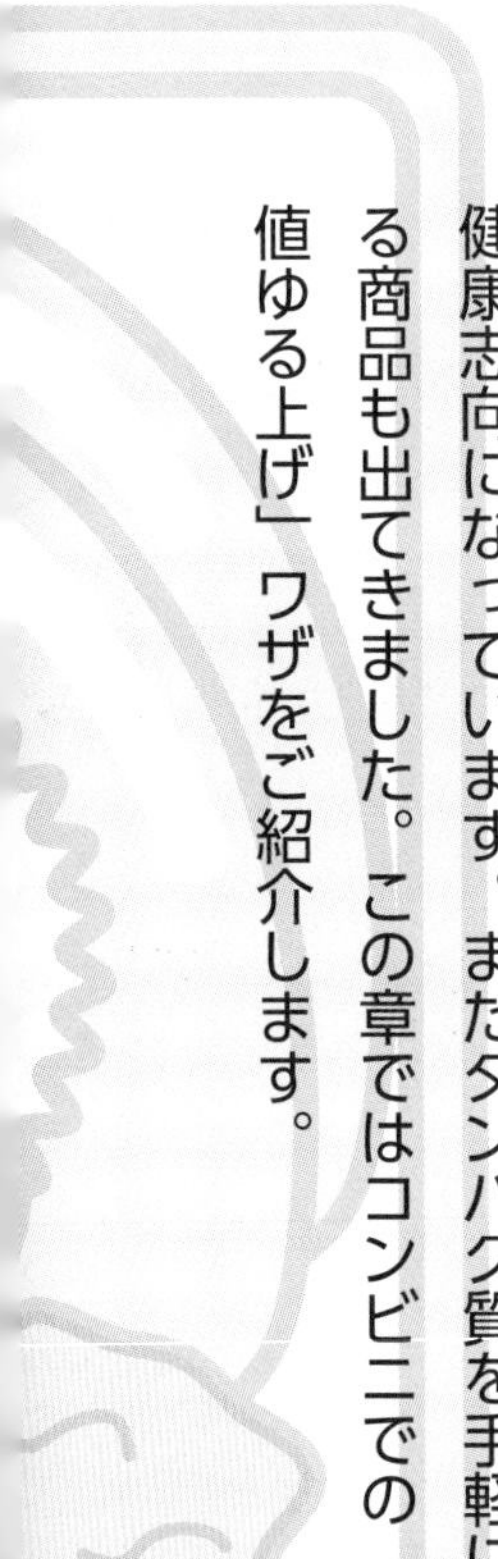

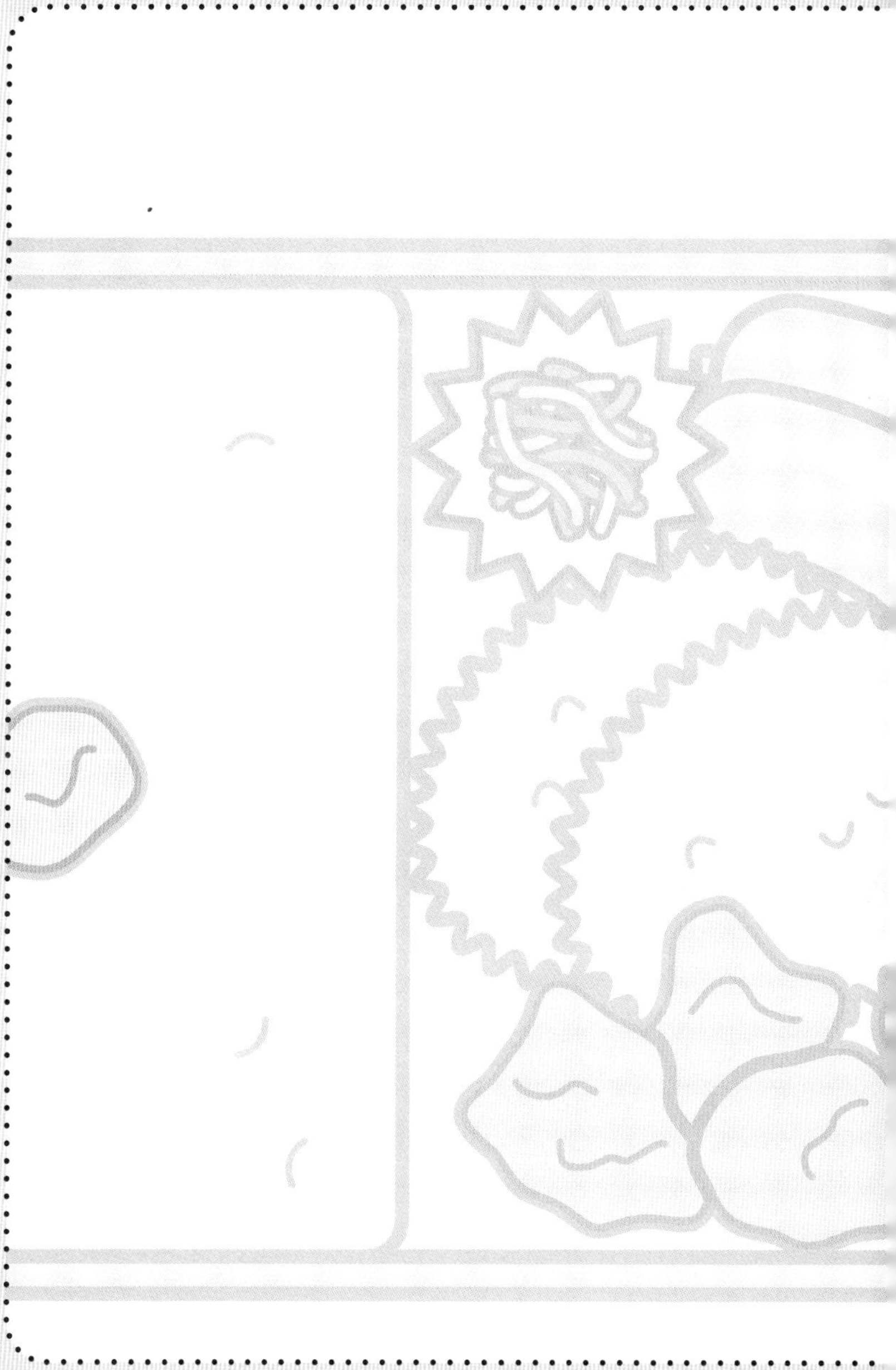

栄養成分表示、どう見ればいい？

コンビニでは、ほとんどの商品にカロリー、タンパク質、脂質、炭水化物、食塩相当量といった栄養成分が表示されています。しかも、最近は炭水化物の数値が糖質と食物繊維で別々に表示されているケースも増えてきました。

このうち、とくにチェックしたいのは糖質と食物繊維、タンパク質です。第1章でふれたように、カロリーは無視しても構いません。また脂質もそれほど気にしなくても大丈夫。ただし、塩分は知らないうちにとりすぎてしまうので「食塩相当量」にも気を配りましょう。

覚えておきたいのが栄養成分の「目安」です。

1日の糖質摂取量の目安は男性が250g、女性が200g程度。1食あたりでは、男性が70g、女性は60gを基準値と考えてください。

食物繊維は1日あたり男性21g以上、女性18g以上が基準なので、1食あたりだと男性が7g以上、女性は6g以上が目標です。タンパク質も体重から換算した基準値(体重と同じg数)の3分の1を1食分として摂取しましょう。

ちなみに塩分の基準量（1日）は男性7・5g未満、女性は6・5g未満ですが、外食やお弁当だとこの3分の1未満に抑えるのは難しいかもしれません。

せめて1食分を基準値の半分以下に抑えて、他の食事で調整するようにしてください。

糖質、食物繊維、タンパク質をチェック！

ここをチェック！

栄養成分表示の例

熱量	337kcal
タンパク質	**7.4 g**
脂質	11.6g
炭水化物	51.3g
糖質	**50.0g**
食物繊維	**1.3g**
食塩相当量	0.49g

糖質摂取量の目安

	1日あたり	1食あたり
男性	**250g**	約83g
女性	**200g**	約66g

食物繊維摂取量の目安

	1日あたり	1食あたり
男性	**21g～**	7g～
女性	**18g～**	6g～

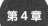

血糖値が上がりにくいランチの組み立て方

では、コンビニではどんなものを買えばいいのか、具体的に見ていきましょう。

お弁当や丼は、総じてごはんの量が多いので小さいサイズを選んでください。

一方、食物繊維を多く含む野菜は不足しがちなので、サラダやもずくなどをプラスするようにしましょう。

麺類は単体だと糖質過多になりがち。こちらもミニサイズを選びたいところですが、なければサラダや野菜系のおかずでしっかり食物繊維をとってください。タンパク質は、肉や魚のお惣菜かサラダチキンで補給しましょう。

栄養成分を一番コントロールしやすいのは野菜のおかず、肉や魚のおかず、主食を別々に選んで組み合わせる方法です。

ランチタイムなら「わかめスープ＋チンジャオロース＋おにぎり（梅）」「ほうれん草のごまあえ＋塩焼き鳥＋おにぎり（シャケ）」「グリーンサラダ＋フライドチキン＋ロールパン2個」のように組み合わせてみてはいかがでしょう。これなら低糖質で栄養バランスもよく、満足度も高いはずです。

どのような組み合わせをチョイスするにせよ、食べ始めるのはおかずから。

主食をあとまわしにすることで「血糖値のゆる上げ」効果を高めましょう。

コンビニランチの正しい組み立て方

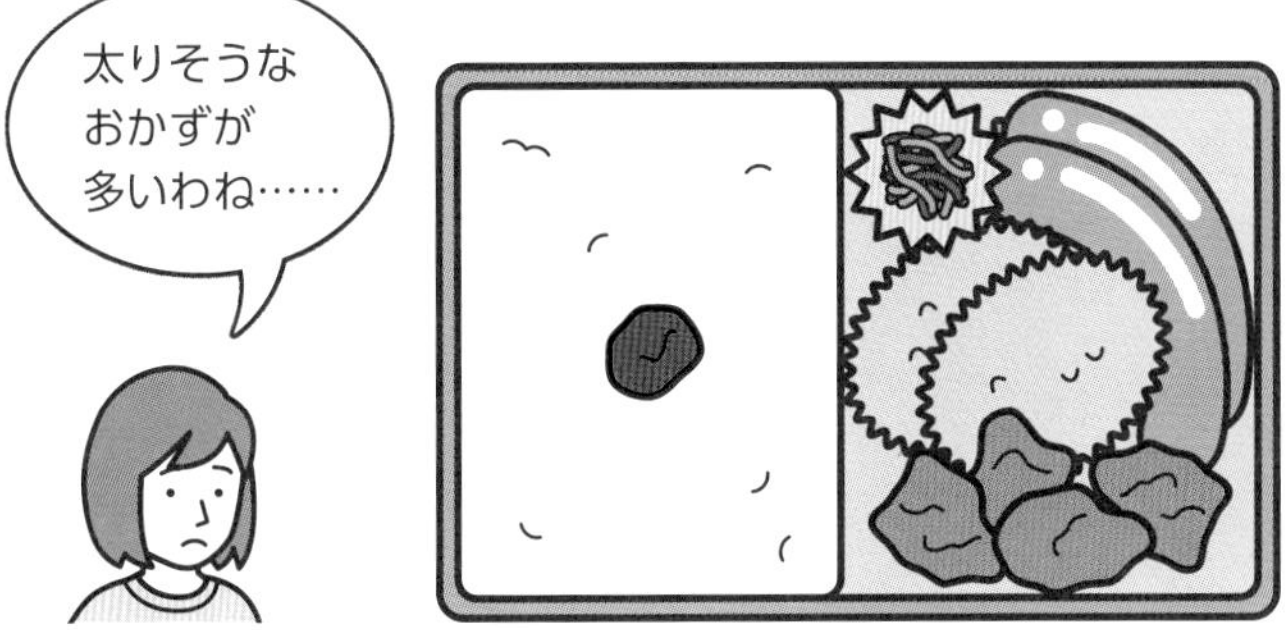

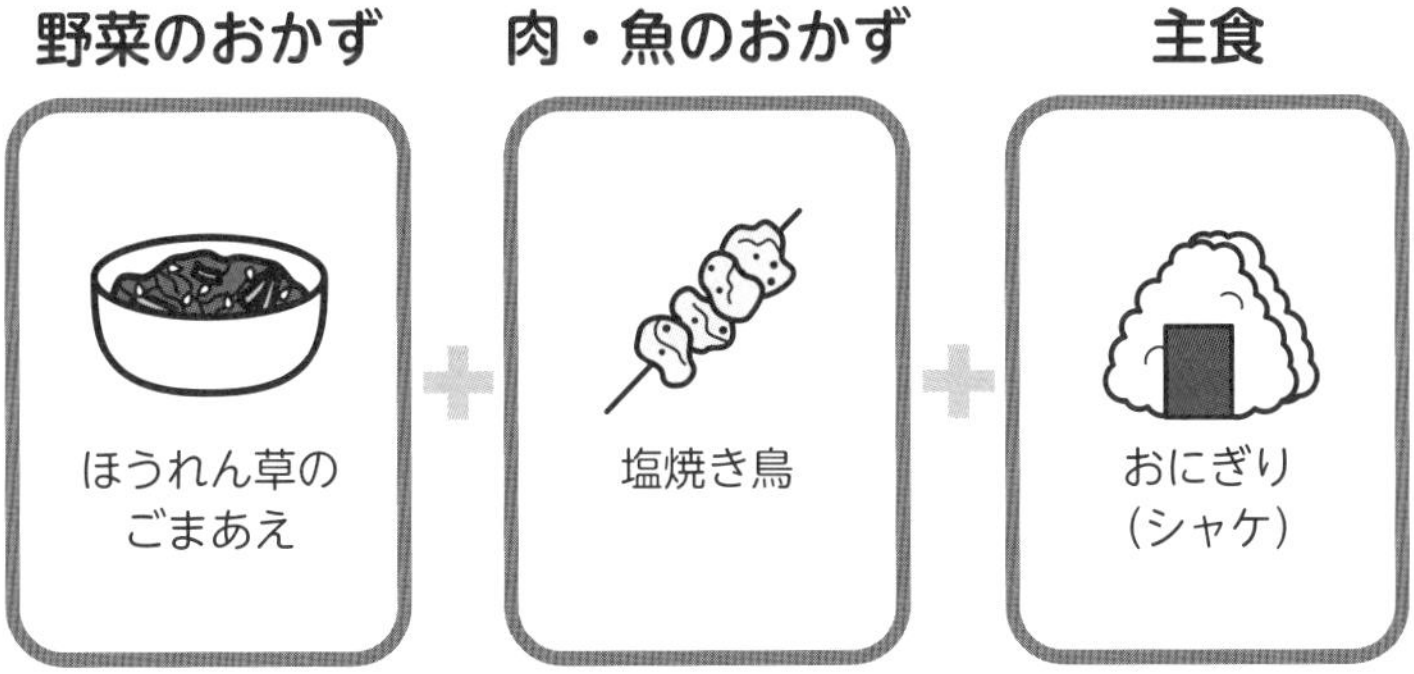

野菜、肉・魚、主食（ごはん・パンなど）の3つのカテゴリーから一品ずつ選んで組み合わせれば、糖質をコントロールできるだけでなく、栄養価の高い食事をとることができる。

おにぎりを選ぶなら玄米・雑穀米

おにぎり1個あたりの糖質量は40g程度。2個食べるのは糖質オーバーですが、1個なら大きな問題はありません。

また、コンビニのおにぎりにはさまざまな種類の具がありますが、基本的にどれを選んでも糖質量そのものはあまり変わりません。好きな具を選んで大丈夫です。

最近、どのコンビニでも扱っている玄米や雑穀米のおにぎりは、食物繊維が豊富。血糖値のゆるやかな上昇が期待できます。

また、ごはんは冷めると一部が「レジスタントスターチ（難消化性でんぷん）」に変わります（↓84ページ）。そういう意味でも、冷めたまま食べるコンビニおにぎりは「血糖値ゆる上げ」には有効なのです。

とはいえ、空腹時に食べれば、どんなおにぎりでも血糖値が急激に上昇することは、これまで書いてきた通り。

急上昇を抑制するには、タンパク質が補給できるゆで玉子やチーズ、食物繊維が摂取できるサラダを先に食べておくとよいでしょう。

おにぎりを食べるときには緑茶を一緒に飲むようにしましょう。

緑茶は前述したように血糖値の上昇を抑制してくれます。濃い緑茶を選べば、それだけ「ゆる上げ」効果が高くなります。

おにぎりの具は何を選んでも OK

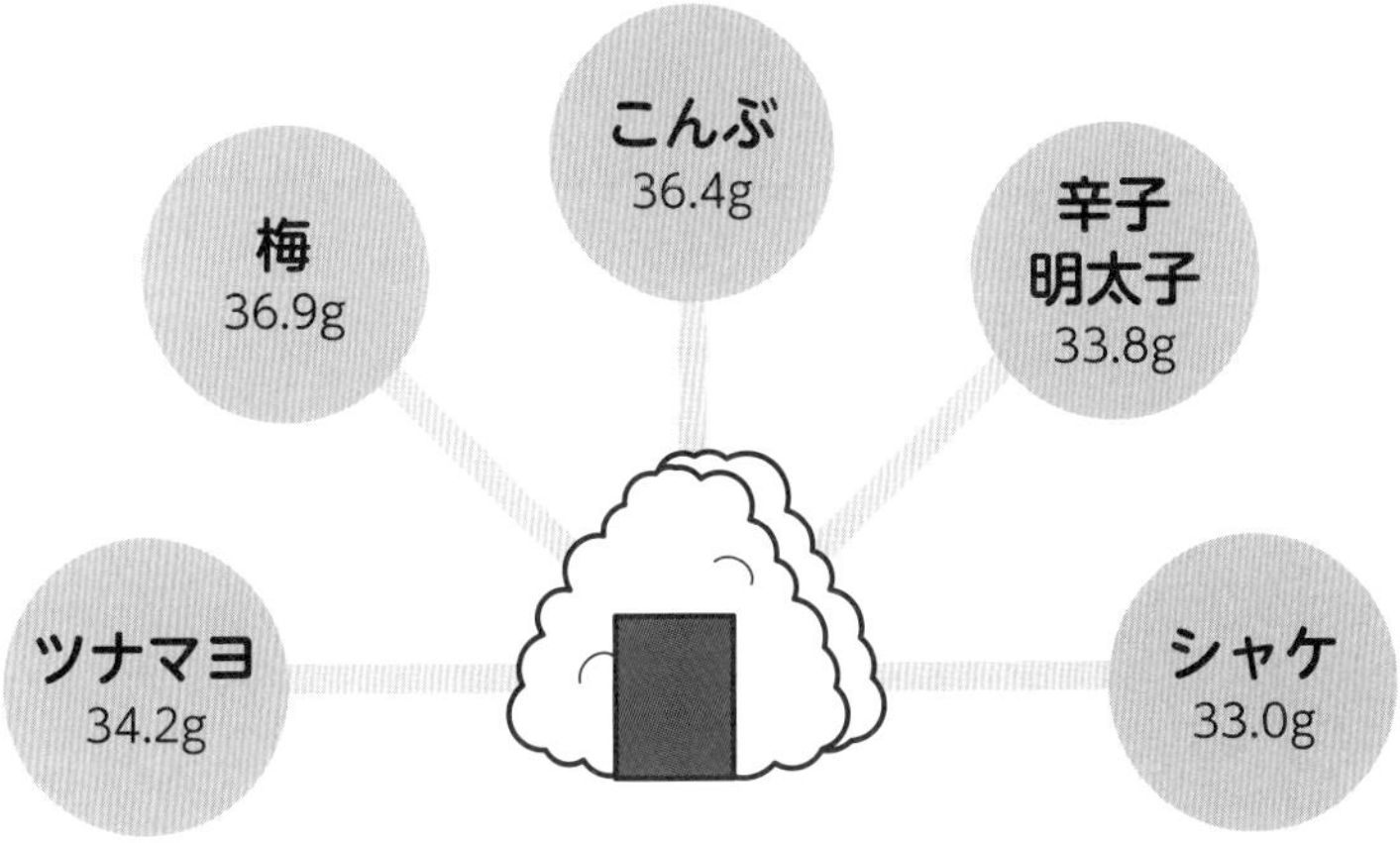

こんぶ
36.4g
梅
36.9g
辛子
明太子
33.8g
ツナマヨ
34.2g
シャケ
33.0g

※複数のコンビニチェーンの商品の平均値

代表的な具では全体の糖質に大きな違いは見られない。
好きなものを選んで OK。ただし、量に注意！

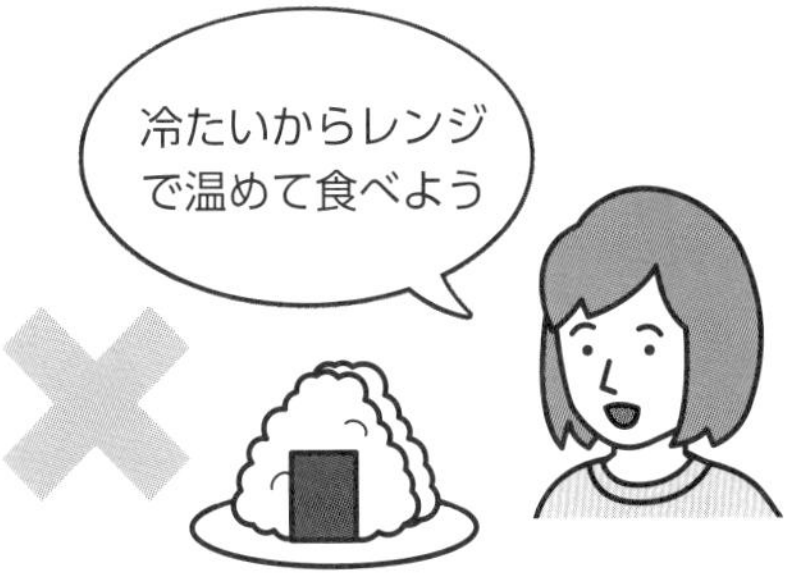

冷たいからレンジで温めて食べよう

炭水化物が冷えるとでんぷんの一部がレジスタントスターチという物質に変化する。レジスタントスターチは小腸で吸収されないため、血糖値の上昇がゆるやかになる。コンビニおにぎりは温めないでそのまま食べた方がいい。

菓子パンは食事ではなくスイーツと考える

小腹がすいたときに、ついついコンビニの「菓子パン」を買ってしまうという人は多いでしょう。けれども、甘いパンは小麦粉の炭水化物に砂糖が加わる「ダブル糖質」なので避けたいところです。菓子パンは食事ではなくスイーツだという意識を持った方がいいでしょう。

菓子パンコーナーに「ふすまパン」を置いているチェーンもあります。パンの原材料といえば小麦粉が一般的ですが、ふすまパンは「ふすま粉（小麦の表皮を製粉した粉）」からつくられています。代謝を促すビタミンB_1や、亜鉛などのミネラル類、食物繊維が豊富に含まれているので、まさにダイエットには最適です。

とはいえ、栄養バランスを考えると、惣菜コーナーでサンドイッチ系のパンを選ぶのがベター。野菜やハム、卵、チーズなどが入ってボリュームがあるものが理想的です。最近ではチキンがたっぷり入ったサンドイッチも買えるようになりました。

ただし、具にポテトサラダが入っているものや、焼きそばパンは糖質が多いので控えてください。どのパンを食べるときも、紅茶かコーヒー（無糖）、緑茶を飲みながらよく噛んで食べましょう。また、おにぎりと同様、先にタンパク質が多く含まれているサラダチキンや食物繊維がとれるサラダを食べておくと安心です。

甘い菓子パンは糖質てんこ盛り

コンビニの菓子パンは
小さいものでも
確実に糖質過多

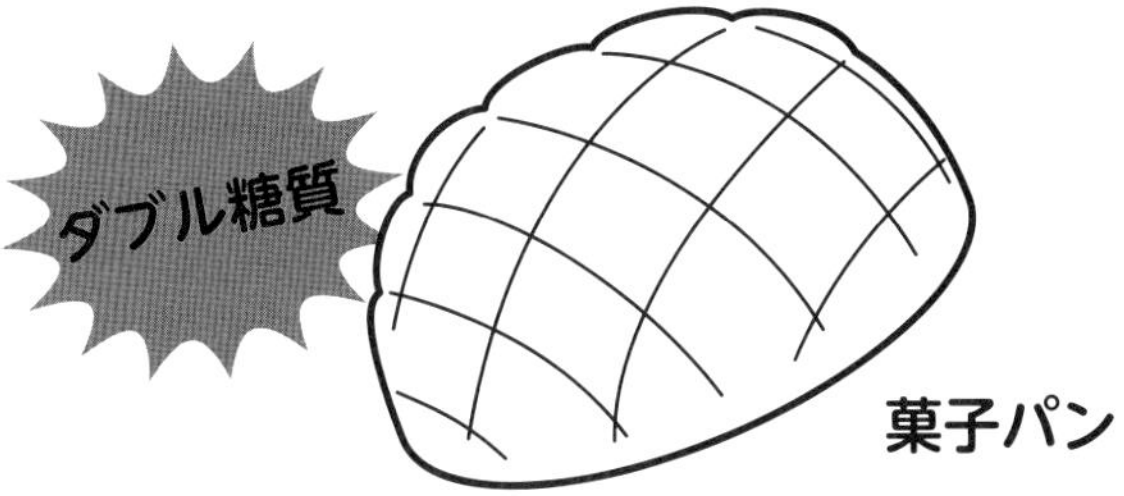
ダブル糖質
菓子パン

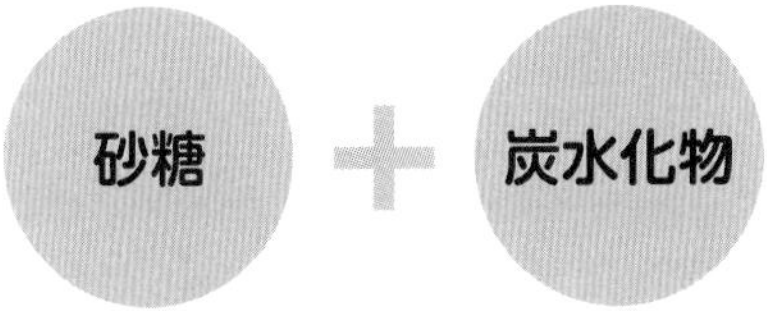
砂糖
炭水化物

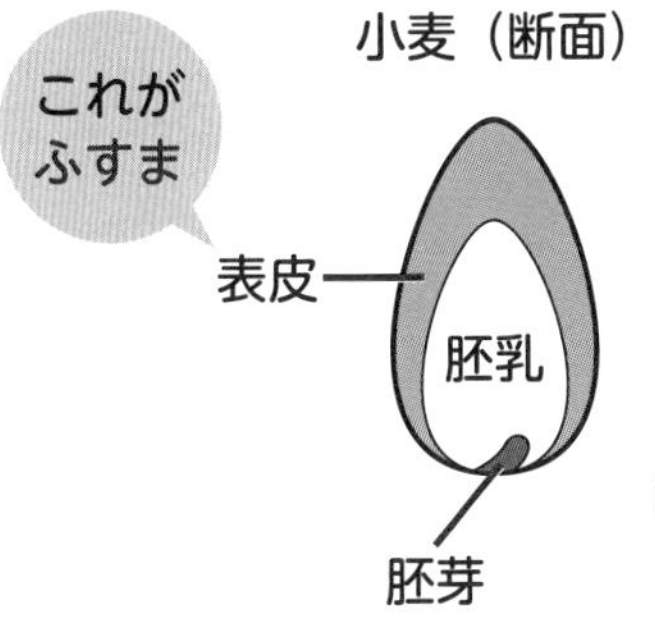
小麦（断面）
これがふすま
表皮
胚乳
胚芽

小麦の表皮は「ふすま」と呼ばれ、食物繊維のほか、カルシウム、マグネシウム、亜鉛などの栄養が豊富に含まれている。

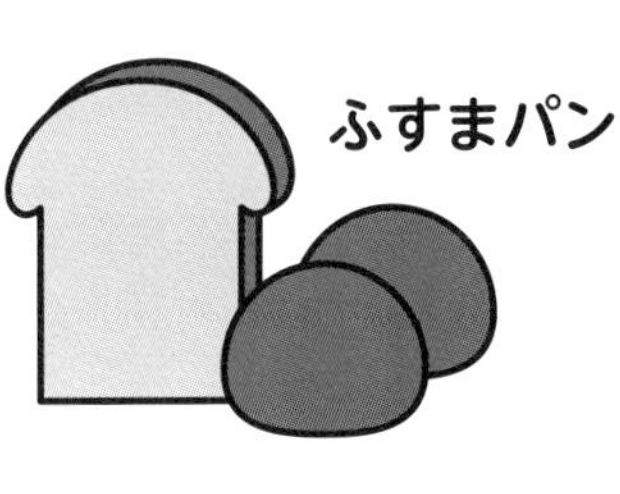
ふすまパン

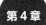

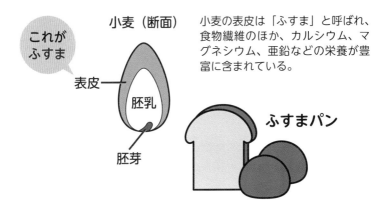

冬場のおでんは低糖質素材の宝庫

冬になるとレジ横に並ぶおでんは、ボリュームがあるだけでなく、低糖質素材の宝庫なので、ぜひ積極的に活用しましょう。

おでんといえば、玉子や焼き豆腐、厚揚げ、がんもどき、牛すじ、タコなどが定番ですが、これらは糖質をほとんど含まないうえに、タンパク質が豊富なので、まさに理想的な血糖値ゆる上げ食材です。

大根は絶対に外せないという人も多いでしょうが、甘いつゆがたっぷり染み込んでいるぶん、糖質がプラスされることをお忘れなく。1個くらいであれば問題ありませんが、好きだからと言って、2個、3個と食べるのは控えた方がいいでしょう。

食物繊維の補給という意味では、こんにゃくや糸こんにゃくの方がおすすめです。

ちくわやさつま揚げ、はんぺんなどの練り物類は、タンパク質の補給にはいいのですが、つなぎとして小麦粉や砂糖が使われており、そのぶん糖質も含まれるので食べすぎには気をつけてください。

とくに「ちくわぶ」は主原料が小麦粉と水なので、1個あたりの糖質量は10g以上にも。お餅の糖質が高い餅巾着《もちきんちゃく》も同じくらいの糖質量だと考えてください。これらを選ぶ場合は、主食代わりとして考える方がいいでしょう。

コンビニおでんの正しいチョイスは？

OK
玉子
焼き豆腐
厚揚げ
牛すじ
がんもどき
こんにゃく
NG
大根
ちくわぶ
餅巾着

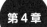

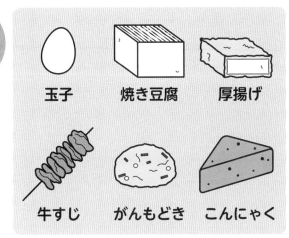

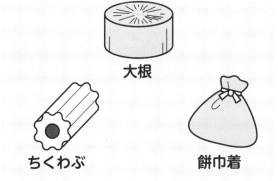

糖質の少ないおでんはコンビニアイテムのなかでも優等生。ただし、ちくわやはんぺんなどの練り物類は砂糖や小麦がつなぎとして使用されているので量をセーブしたい。

レジ横の揚げ物は敬遠する必要なし

レジ横に並ぶ揚げ物類はすべてダイエットの敵だと思い込んでいる人がいるかもしれません。それは大きな間違いです。

血糖値ゆる上げの観点から言えば、唐揚げやフライドチキンなどは、1個あたりの糖質量が10g以下と意外に低め。おまけにしっかりタンパク質もとれるので、無理にガマンする必要はありません。

ただし、ジャガイモが入っているコロッケの糖質量は20g近くになるので、食べるのであれば、誰かとシェアするなどして半分くらいにする方が無難です。

アメリカンドッグも人気ですが、30g以上の糖質が含まれるので、これはあくまでも主食としてカウントしてください。

冬の定番メニューといえば肉まんやあんまんですが、これらは皮だけでもかなりの糖質が含まれています。

甘くない肉まんでも1個あたりの糖質量は30g以上にもなります。

主食代わりにするというのであれば許容範囲だとも言えますが、主食に加えて食べるのは明らかに糖質オーバー。

なお、ダブル糖質のあんまんの糖質は40g以上ですので、「どうしても食べたい!」というとき以外は、手を出さない方がいいでしょう。

揚げ物はダイエットの敵じゃない???

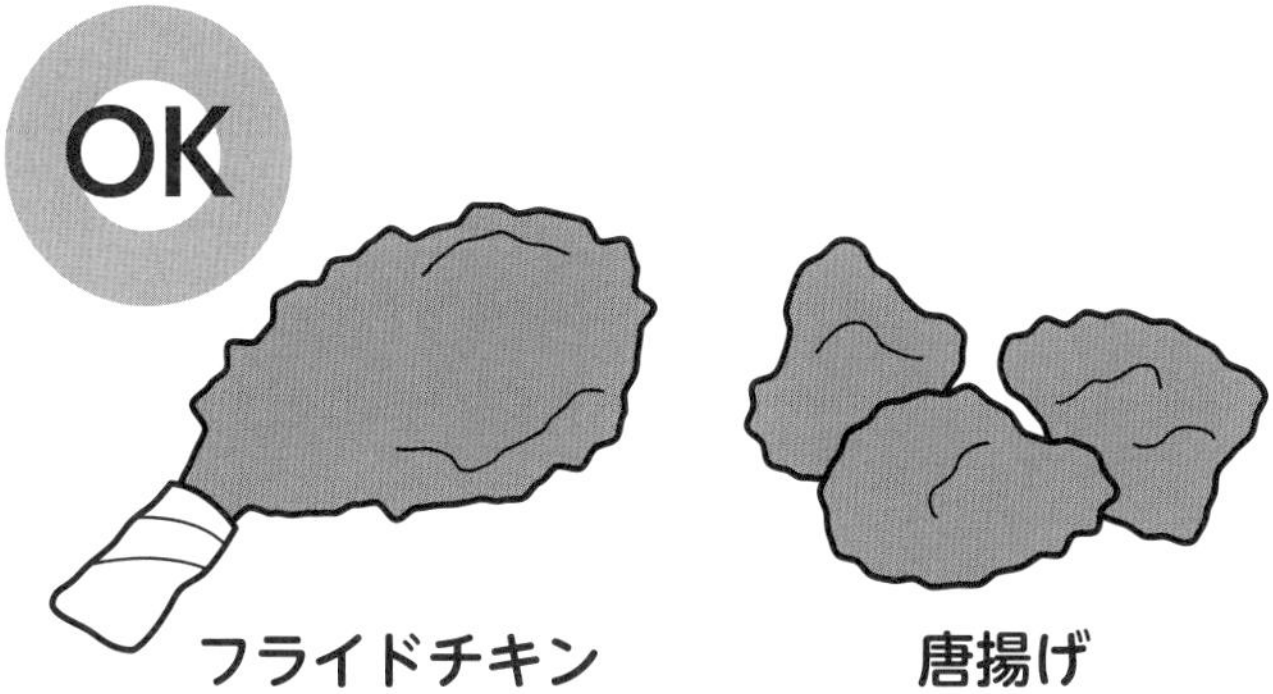

コンビニのレジ横で売られている揚げ物類。ダイエットには不向きのように思われがちだが、糖質そのものはさほど高くない。タンパク質もしっかりとれるので小腹がすいたときに食べても問題なし。

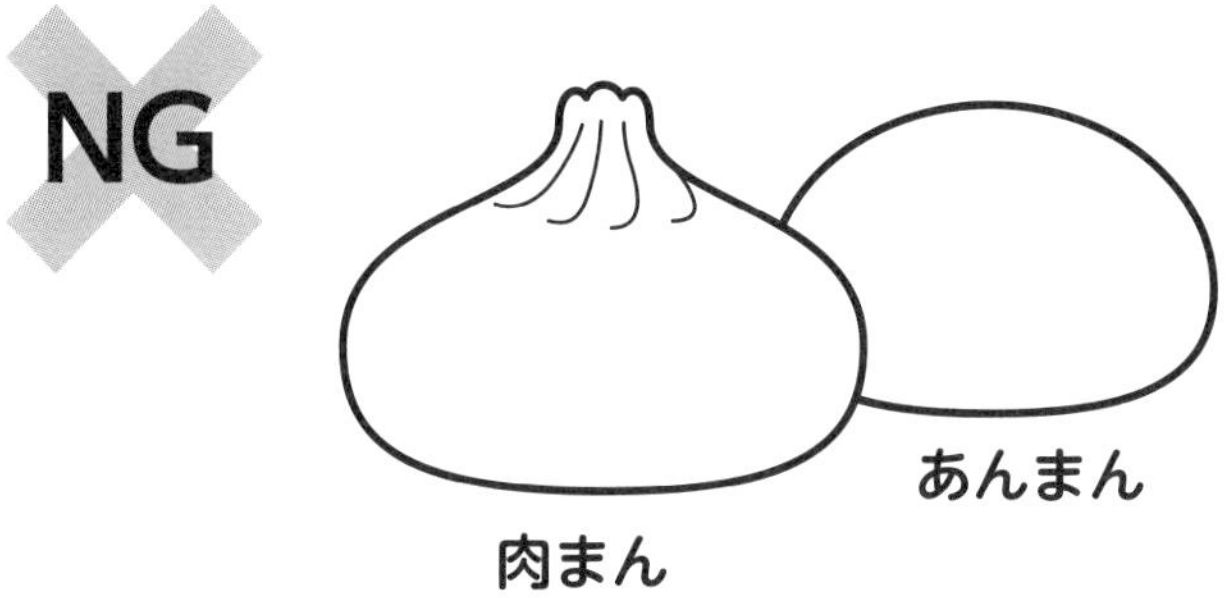

おもに冬季に販売されている肉まん、あんまんは皮にしっかりと糖質が含まれているので要注意。とくにあんまんは具にもたっぷりと砂糖が使われており、ダイエット時にはあまりおすすめできない。

うまく活用したい高プロテイン食品

コンビニで買える最強の「血糖値ゆる上げ」メニューといえば、なんといってもサラダチキンでしょう。

原料が鶏胸肉で、100gあたり約25gものタンパク質が含まれ、しかも肉自体の糖質はゼロという優れもの。

プレーン味のみならず、ハーブの風味を加えたものや、コショウを効かせたスパイシーなものなど、味も多彩なので、飽きずに食べられるのではないでしょうか。

カットサラダと食べれば、食物繊維も一緒にとれるので、理想的なランチになります。バータイプなら片手でも食べられるので、時間のないときのタンパク質補給にもピッタリです。

最近では、代替肉ブームを受けて「豆腐バー」のバリエーションも増えてきました。

こちらも1本あたり10g程度のタンパク質が含まれており、糖質も5g程度とかなり低めです。ひじきや枝豆が加えられたものや、すき焼き風の味付けなど種類が豊富なので、ぜひ試してみてください。

コンビニには、他にもプロテインバーやチキンをはさみこんだバゲットなど、低糖質高タンパクをうたった栄養機能食品がそろっています。ダイエット中に小腹が減ったときの一品として上手に活用するといいでしょう。

コンビニならではの高タンパク食品

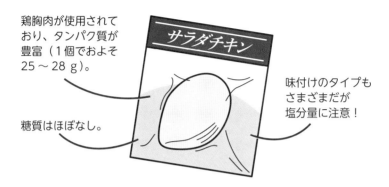

鶏胸肉が使用されており、タンパク質が豊富（1個でおよそ25～28ｇ）。

糖質はほぼなし。

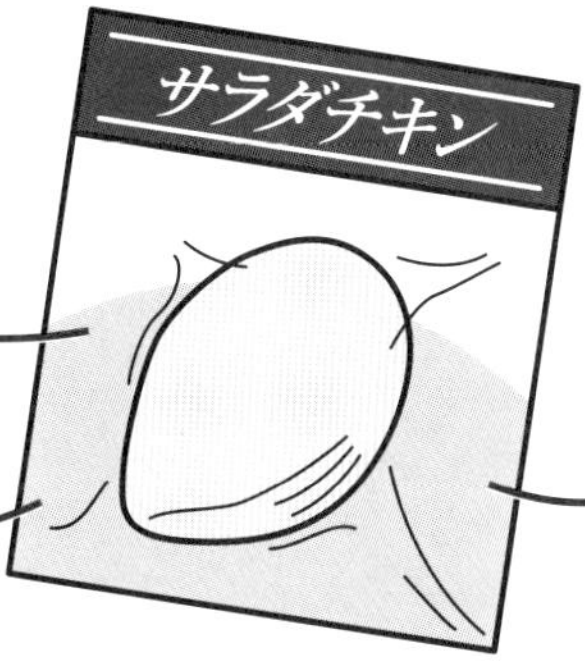

味付けのタイプもさまざまだが塩分量に注意！

サラダチキン

忙しいときでも片手で手軽にタンパク質補給ができる。

きちんとお腹にたまるので小腹を満たしたいときに重宝する。

バジルソルト風味、和風出汁入りなどバリエーションもいろいろ。

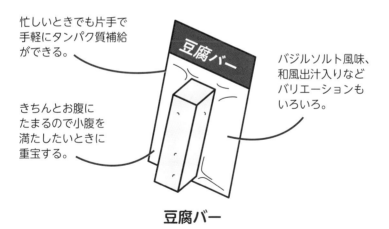

豆腐バー

最近では10～20gのタンパク質がしっかりと摂取できる「プロテインバー」が注目を集めている。おやつ感覚で食べられるので積極的に活用したい。

清涼飲料水は血糖値を爆上げする

飲み物に含まれる糖質は吸収が速く、血糖値を一気に上げてしまうので、できるだけ糖質が含まれていないものを選ぶことが大事です。

絶対に避けていただきたいのが、いわゆる清涼飲料水。裏面の栄養成分表示を見るとわかるのですが、そのほとんどに「果糖ぶどう糖液糖」という甘味料が使われています。

果糖ぶどう糖液糖はとうもろこしなどのでんぷんからつくられる甘味料で、甘味が強いぶん血糖値を急上昇させることがわかっています。

水分吸収に優れたスポーツドリンクも清涼飲料水であることに変わりありません。少なくとも「健康のために飲む」ものではないのです。

果汁100%のジュースならビタミン補給もできていいのではないか、と思うかもしれません。

しかしフルーツそのものが脂肪肝を悪化させることは前述の通り。吸収の速いジュースの場合は、さらに弊害が多いと考えるべきでしょう。

また、野菜ジュースはいかにも健康的で体に良さそうですが、市販の野菜ジュースには甘くするための果汁や甘味料が加えられていることをお忘れなく。

コンビニにはたくさんの飲料があって目移りするかもしれませんが、「血糖値ゆる上げ」の観点からいえば、やはり、緑茶か無糖のコーヒー、紅茶を選ぶのが正解です。

清涼飲料水は危険な飲み物？

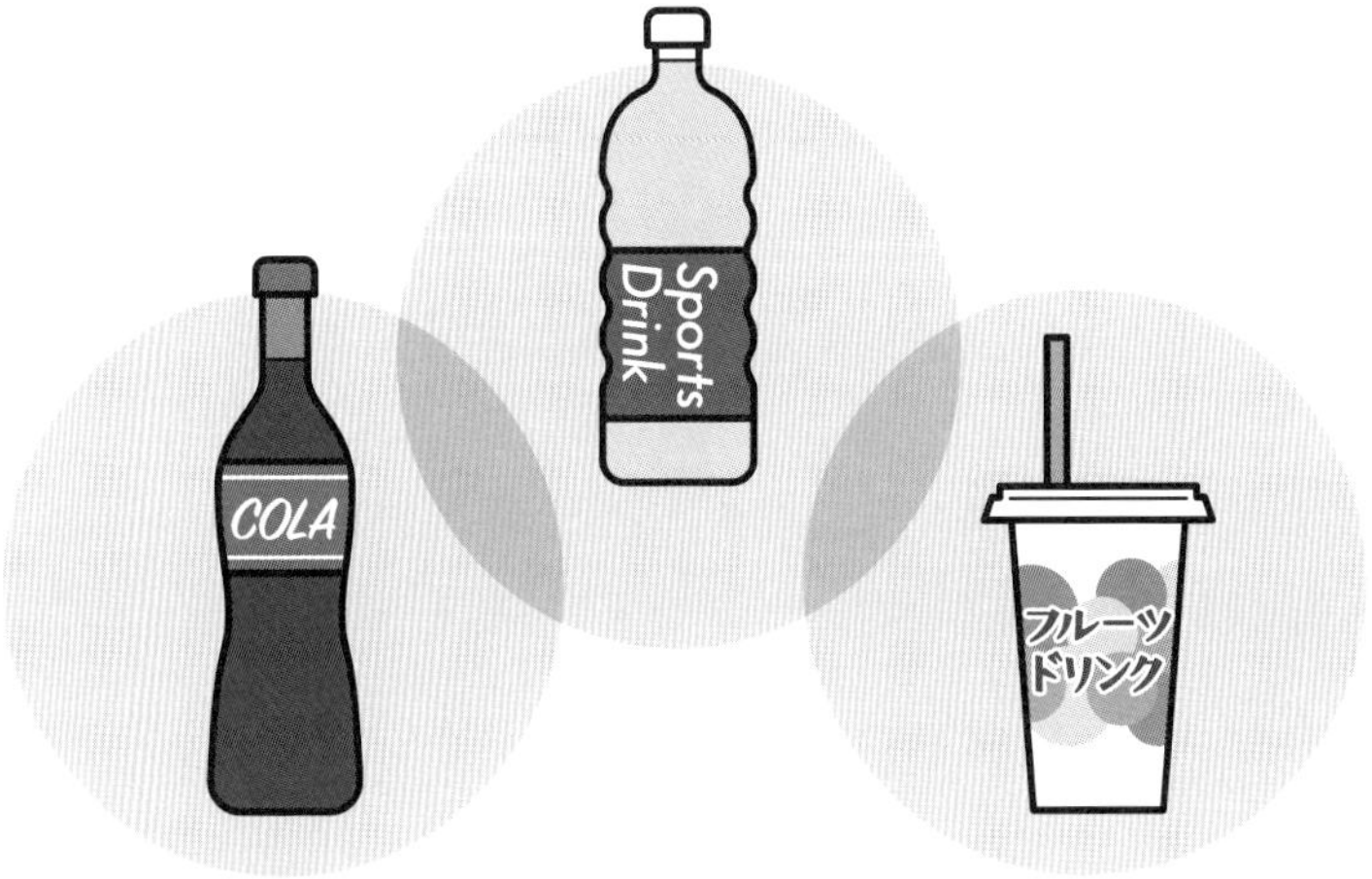

清涼飲料水に含まれている「果糖ぶどう糖液糖」はでんぷんからつくられる人工甘味料。血糖値の急上昇を引き起こす。スポーツドリンクも清涼飲料水なので日常的な水分補給で飲むのはNG。

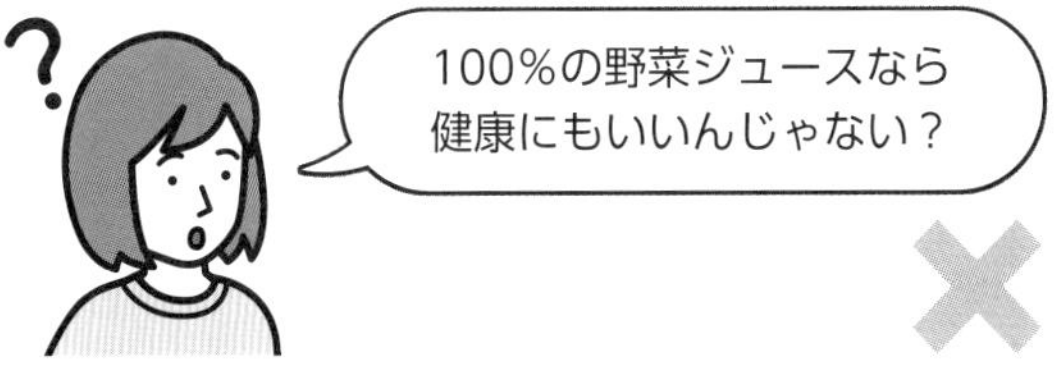
100％の野菜ジュースなら健康にもいいんじゃない？

野菜＋果物の100％ジュースは、一見体に良さそうに見える。しかし果糖だけでなく口当たりを良くするための甘味料が含まれていることも。結局は糖質の過剰摂取につながるので慎重に選びたい。

コンビニスイーツはシェアして食べる

コンビニのスイーツ棚には次々に新商品が並ぶので、つい試したくなるという方も多いはず。商品としては比較的小さなものが多いので、平均の糖質量は20〜30gあたり。もっとも、ダイエットの結果を出したいなら15〜20g程度に抑えたいところです。

「それだけ?」と落胆するかもしれませんが、逆に言えば半分なら安心して食べられるということ。誰かとシェアしたり、2日に分けて食べたりすればガマンしなくていいのです。

また、意外と糖質が少ないスイーツもあります。代表的なものはシュークリーム。小麦粉があまり使われていないため、1個あたりの糖質量は20g弱。スイーツこそ、購入する前に裏面の栄養成分表示をよく確認してください。

最近は、低糖質のロカボスイーツも売り出されています。1個食べても糖質量が10g以下のものもありますから、試してみましょう。

ただし、たくさん食べてしまっては元も子もありません。たとえ低糖質でも「1日ひとつだけ」という限度は守るようにしてください。

また甘いものを食べるときこそ「ゆる上げ」ワザを駆使したいもの。空腹時に食べるのではなく食後に食べる、濃い緑茶を一緒に飲む、時間をかけて味わう……といったワザを組み合わせながら、血糖値の上昇を抑えましょう。

購入前に栄養成分表示を確認

シュークリームの糖質（約20g）はほぼカスタードクリームによるもの。それでもクリームパンやタルトなど他のカスタード系スイーツより低めになっている。

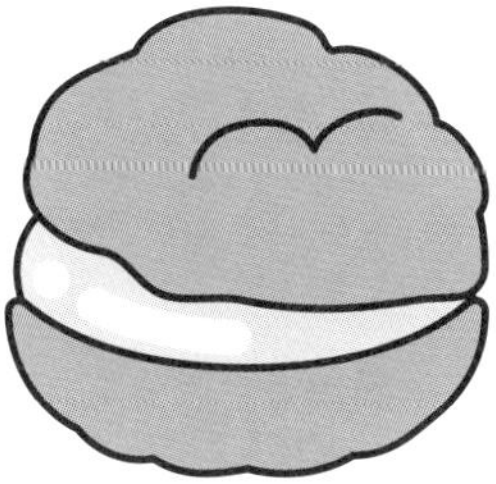

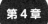

シュークリーム

糖質が高いのはどっち？

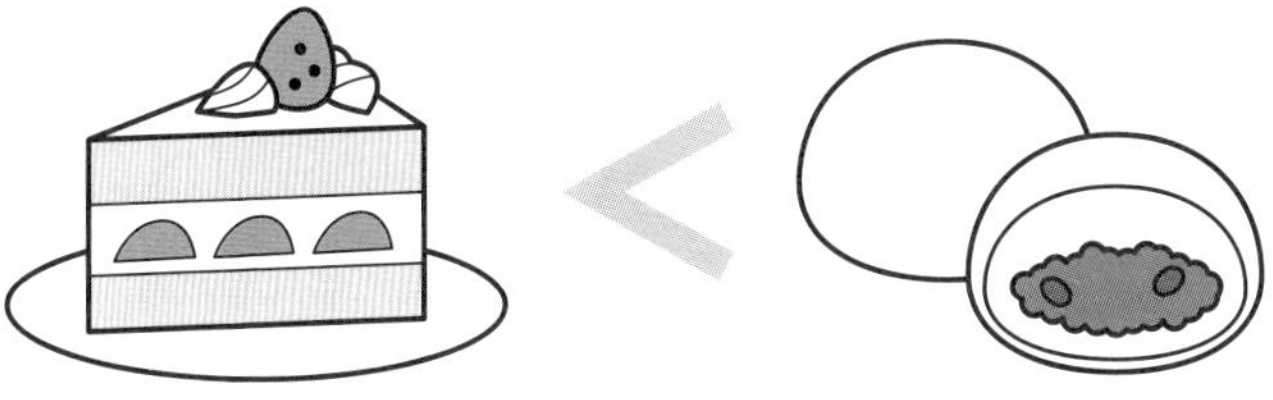

洋菓子

糖質 低

和菓子

糖質 高

洋菓子より和菓子の方が糖質高め。和菓子を食べるときは濃いめのお茶とセットにすることで「血糖値ゆる上げ」になる。

コラム

危険な甘味料「果糖ぶどう糖液糖」

清涼飲料水に関する項目でもふれましたが、「果糖ぶどう糖液糖」には注意が必要です。

果糖ぶどう糖液糖は、でんぷんを原材料にした液状の人工甘味料のこと。固形の砂糖に比べて吸収が速いぶん、血糖値が急激に上昇するため、「脂肪肝」になりやすいのです。

脂肪肝を防ぐ（改善する）には、果糖ぶどう糖液糖をできるだけとらないように注意しなければいけません。

ところが悩ましいことに、この果糖ぶどう糖液糖は清涼飲料水以外の食品にも広く使われているのです。

試しにお店でドレッシングや焼肉のタレ、レトルト食品などの原材料名を確認してみてください。果糖ぶどう糖液糖が、普段何気なく食べている食品に「甘味料」として含まれていることがわかるでしょう。

こうした状況を考えると、日々の食事で完全に口にしないということは難しいかもしれません。しかし、摂取しないように対策をとることは可能です。調味料に含まれている場合は、別のもので代用する方法を考えてみましょう。

たとえば納豆のタレ。あまり知られていませんが、納豆のパックに添えられているタレの中

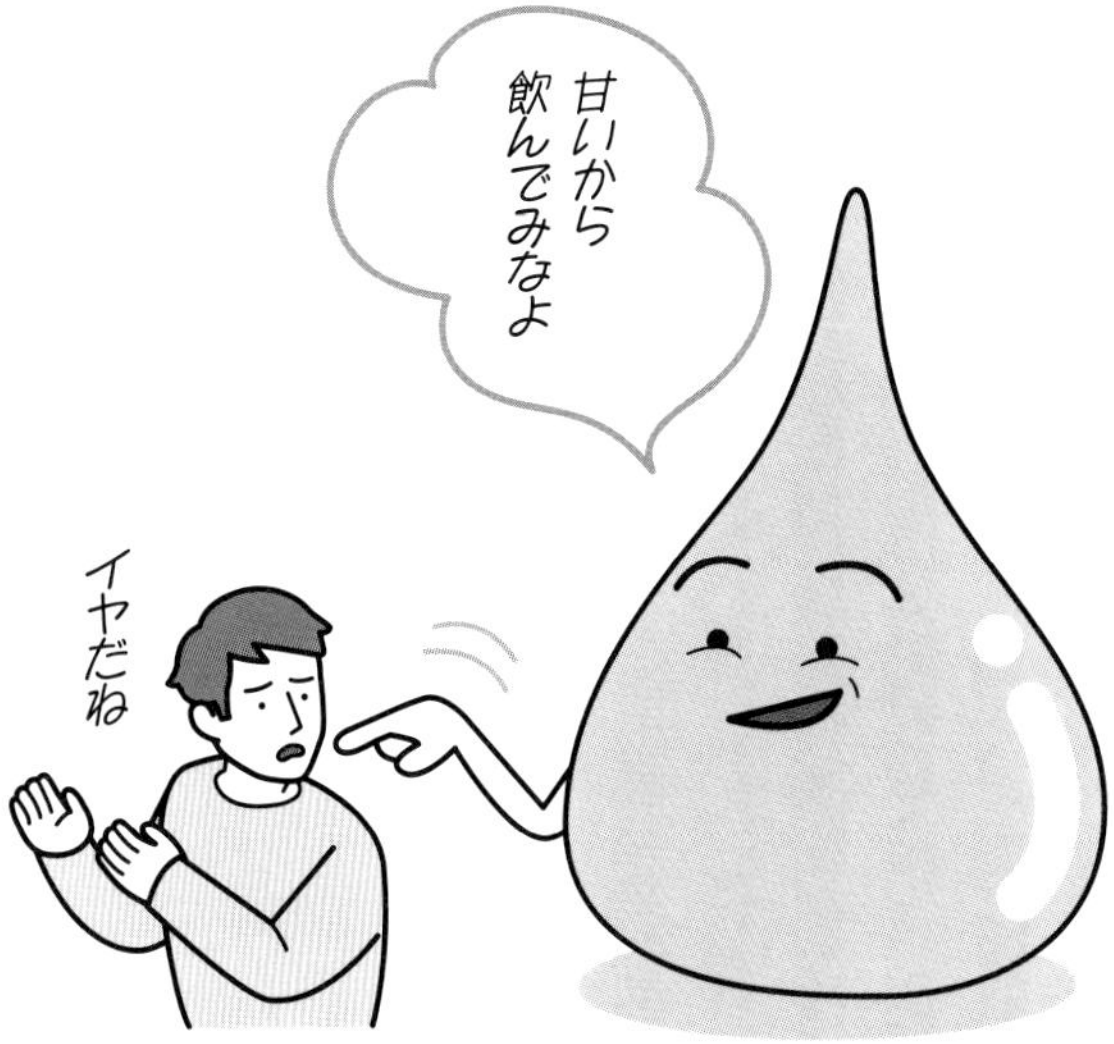

にも果糖ぶどう糖液糖が含まれています。

もちろんタレを大量にかける人はいないでしょうが、毎日食べるなら蓄積量はバカになりません。

そこでおすすめしたいのは、酢やオリーブオイルです。

どちらも血糖値の上昇を抑えてくれる調味料ですが、納豆自体にも食物繊維があるのでダブルで糖質を抑える効果が期待できます。

また、買い物をするときに、栄養成分表示や原材料名をチェックするクセをつけることも大切なこと。健康な体づくりは日々の意識を変えることから始まるのです。

第5章

飲み会の飲み方・食べ方を変える

飲み会に参加すると、つい気もゆるみがち。普段は食べるものを正しくチョイスできていても、アルコールが入ると高糖質のおつまみばかり食べすぎてしまうということもあるでしょう。飲み会くらいはハメを外しても構わないのですが、ちょっとしたコツを実践すれば血糖値の上昇を抑えることができます。ここでは、お酒を飲むときにできる糖質ちょいオフルールをご紹介します。

最初の2杯は好きなお酒を楽しもう

第2章でもふれたように、適量のお酒は「血糖値ゆる上げダイエット」に良い影響を与えますから、飲み会にも安心して参加できます。

日本酒、ワイン、ビール、紹興酒のような醸造酒は糖質を含みます。一方、焼酎、泡盛、ウイスキー、ブランデー、テキーラ、ウォッカ、ジンのような蒸留酒の糖質はほぼゼロ。

糖質のことだけを考えれば蒸留酒を選ぶ方がいいのですが、そうはいっても「醸造酒だって飲みたい」というのが多くの方の本音でしょう。

そこでご提案したいのは、はじめの2杯は好きなお酒を飲み、3杯目からは蒸留酒にすること。これなら糖質をとりすぎる心配はありませんし、好きなものから飲めるぶん、ストレスがたまることもありません。

ただ、梅酒やカクテルなどの甘いお酒はそれだけでかなりの糖質量なので、できるだけ控えましょう。

また、焼酎自体は糖質ゼロですが、果汁で割る場合は要注意。生レモンサワー1杯には約3g、生グレープフルーツサワー1杯には約7gの糖質が含まれます。

さらにシロップ入りの場合は20g以上の糖質が含まれることも。口当たりが良くついピッチが上がってしまいがちなので、飲みすぎないようにくれぐれも注意してください。

糖質をとりすぎない飲み方

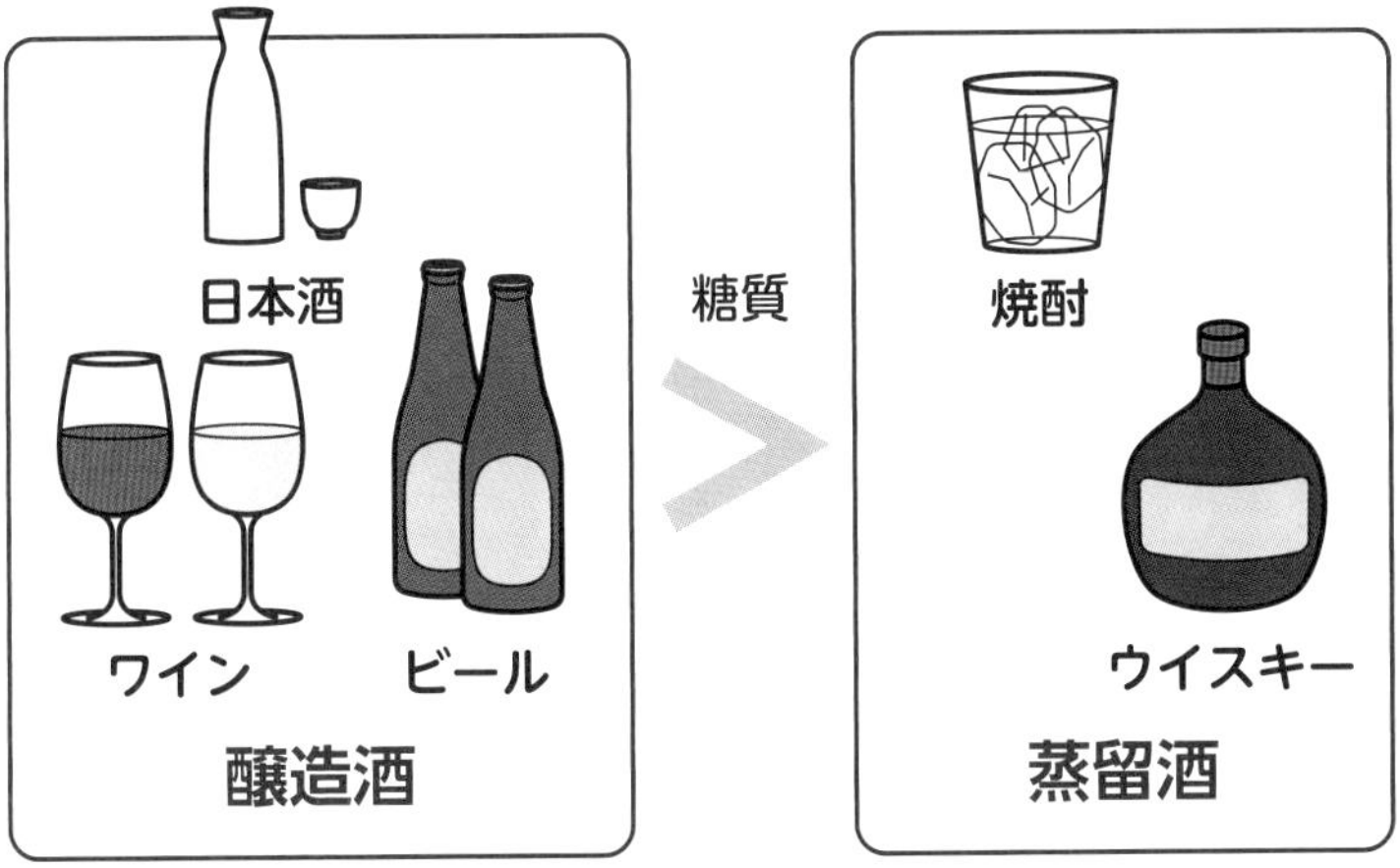

醸造酒には一定の糖質が含まれている。ただし、ワインの糖質は、ビール、日本酒の糖質の約半分と比較的低め。一方、蒸溜酒の糖質はゼロかほんのわずか。

たとえばこんな飲み方も

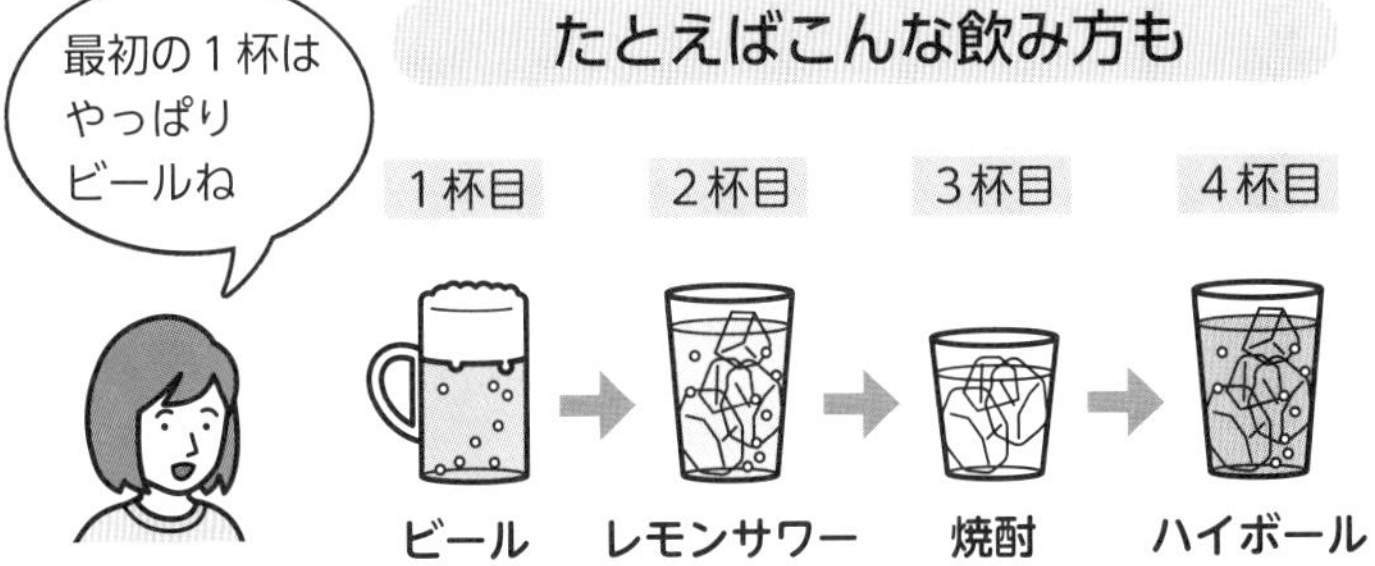
最初の１杯は
やっぱり
ビールね
１杯目
２杯目
３杯目
４杯目
ビール
レモンサワー
焼酎
ハイボール

最初の２杯は好きなお酒を飲む。３杯目からは糖質少なめのお酒を選ぶ。ハイボールはカロリー、糖質共に他のお酒より低めなのでおすすめ。

お酒を飲む前におつまみを食べる

店に着いたらすぐに、ビールで乾杯！というケースは多いと思います。

しかし、すきっ腹にいきなりビールを流し込むのはあまりおすすめできません。悪酔いしやすくなるだけでなく、血糖値も一気に上がってしまうからです。

血糖値の急激な上昇を防ぐためにも、お酒に口をつける前に、水かお茶を1杯飲みましょう。そして、お酒を飲む前におつまみから食べ始めることを心がけてください。

最初の一品としてチョイスするのは、酢の物や大根サラダ、海藻サラダなどがよいでしょう。酢や食物繊維の力で、血糖値の上昇をゆるやかにしてくれます。

あるいは、タンパク質が豊富な枝豆や冷奴、だし巻き玉子などから食べるプロテインファーストでもOKです。脂肪分の多いチーズは、悪酔いを防ぐ上でも、血糖値の急上昇を防ぐ上でも、おすすめです。

避けたいのはポテトサラダやマカロニサラダ。サラダという名前がついているものの、糖質がかなり高いため、葉野菜のサラダとはまったくの別物だと考えるべきで、「血糖値ゆる上げダイエット」においては注意が必要な食べ物です。どうしても食べたい場合は、最後に少量だけ食べるとよいでしょう。

最初の1杯はおつまみのあとで

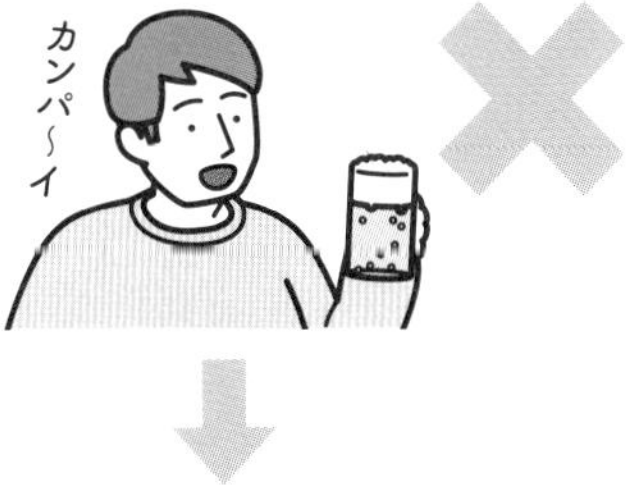

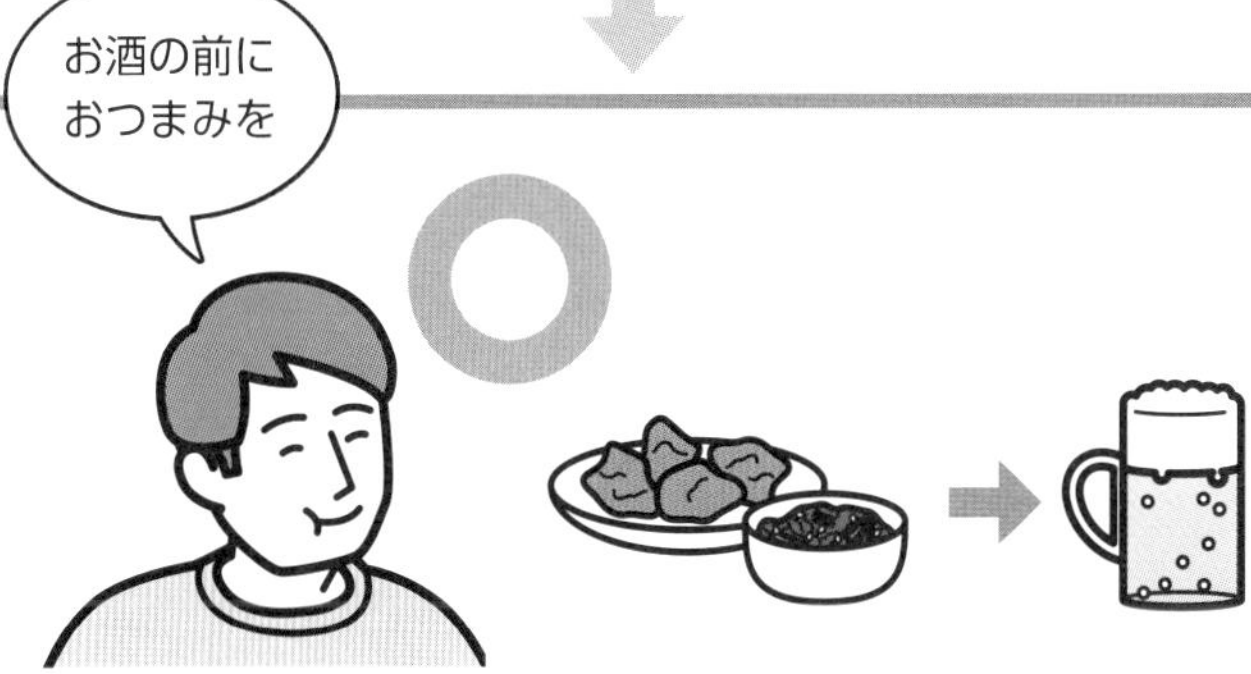

空腹時のビールは血糖値を急激に上げる原因になる。乾杯したら「最初のひと口」の前におつまみで食物繊維かタンパク質をとっておくと太らない。

おつまみを食べるときのポイント

❶食べる順番を考える
　➡まずは食物繊維とタンパク質を摂取
❷ケチャップやソースをつけすぎない
　➡いずれも糖質高めの調味料
❸会話を楽しみながら時間をかけて食べる

タンパク質や食物繊維が豊富なおつまみを選ぶ

飲み会で太る原因の9割はお酒ではなく、つまみの選び方や食べ方にあると言っても過言ではありません。

逆に言えば、つまみの選び方さえ気をつければ、飲み会太りとは無縁でいられるのです。

飲み会の前半は、食物繊維を含む野菜や海藻、きのこ類が多く入っているメニューや、タンパク質が豊富な肉、魚、卵、豆腐などを使ったメニューを注文しましょう。

満腹感が得られるだけでなく、つまみを食べながら飲むことで、アルコールの吸収スピードが遅くなり、肝臓への負担が軽減されるというメリットもあります。

食物繊維がたっぷりとれるという意味では、サラダ類は欠かせません。大根サラダや海藻サラダをよく噛んで食べると、それだけで効果は絶大です。

タンパク質をしっかりとるなら、刺身の盛り合わせもグッドチョイス。ホタテなど一部の貝類を除けば、ほとんどの魚類は糖質がほぼゼロなので、安心して食べてください。

ダイエット効果を高めたいなら、中性脂肪値を下げる効果のあるEPAやDHAを含む魚、すなわちサバやイワシ、アジ、サンマなどの青魚を積極的に選びましょう。ただし、しょうゆは糖質が多い調味料なのでつけすぎないこと。

太らないおつまみの選び方❶

前半

タンパク質 多

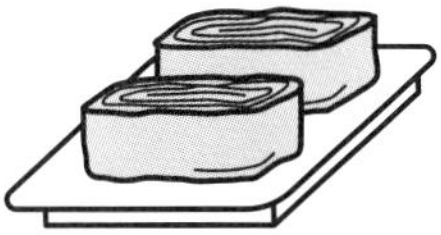

玉子焼き

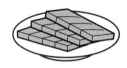

刺身

食物繊維 多

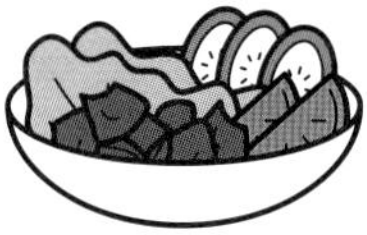

海藻サラダ

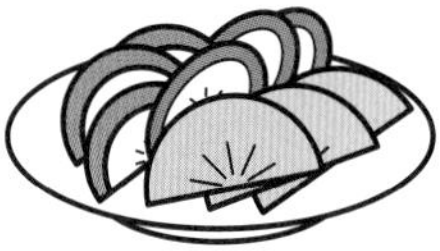

漬物

「とりあえずの一品」には冷やしトマトや枝豆がおすすめ。トマトにはアルコール代謝を促す成分が含まれているため、血中のアルコール濃度を低く保つことができる。枝豆は食物繊維、タンパク質が豊富な食材。

後半

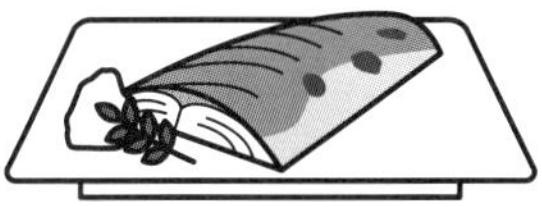

サバの塩焼き

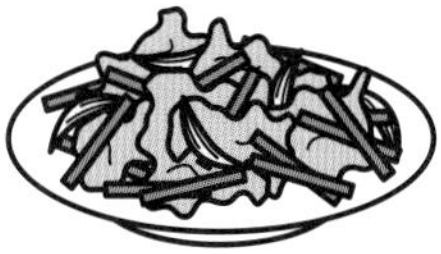

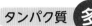

ニンニクの芽と豚肉炒め

魚は糖質ほぼゼロなので積極的にとりたい食品。また、ニンニクを使ったおつまみもおすすめの一品。ニンニクに含まれているアリシンという物質には肝臓の解毒作用を助ける働きがある。

甘い味付けのおつまみには要注意

タンパク源となる肉や魚そのものには、糖質はほとんど含まれません。

ただし、気をつけたいのは味付けです。

焼き鳥のタレ、豚の角煮やモツ煮、魚のあら煮などは、味付けに多くの砂糖やみりんが使われています。そのため、気にせず食べていると、結果として糖質をとりすぎてしまうことにもなりかねません。

また、味付けが濃いぶんお酒が進みやすくなるというのも、ダイエットにおいては大きなデメリット。

甘い味付けのおつまみが一切ダメというわけではありませんが、食べるときには量を意識的に減らすようにしてください。

その点、安心なのは塩やレモンで味付けしたものや蒸し物系です。

焼き鳥なら塩、魚なら焼き魚やセイロ蒸しなどを選べば、無駄に糖質ばかり摂取することを避けられます。

食物繊維やタンパク質をしっかりとったあとであれば、多少のごはんや麺を食べても血糖値の急激な上昇は十分抑えられます。

しかし、だからといって、たくさん食べてしまってはその効果も期待薄です。すでにある程度の満腹感も得られているはずですから、極力量を控えめにするよう心がけてください。

太らないおつまみの選び方❷

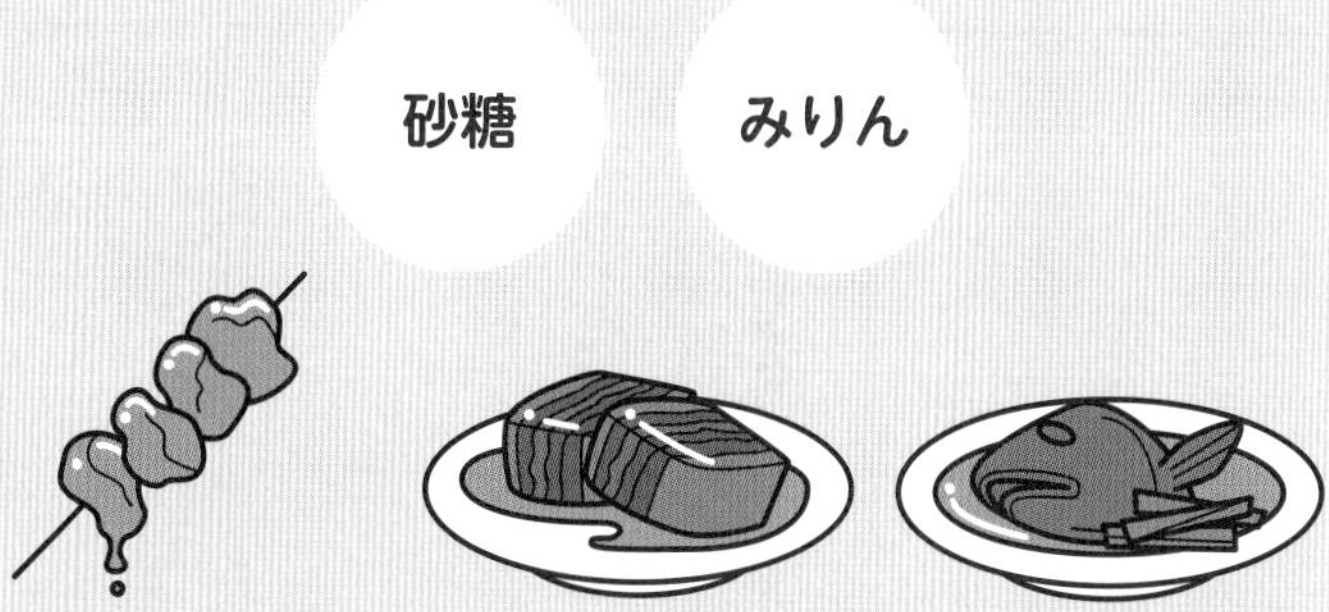

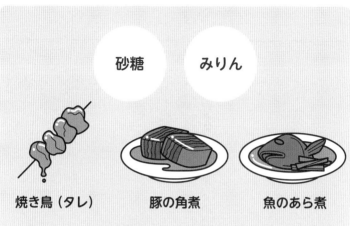

焼き鳥（タレ）　豚の角煮　魚のあら煮

和食系のおつまみには砂糖、みりんが使われている。そのため、量が少なくても糖質過多になってしまう。タレの焼き鳥も同様。

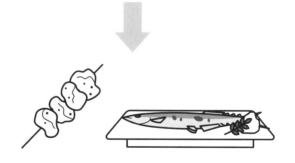

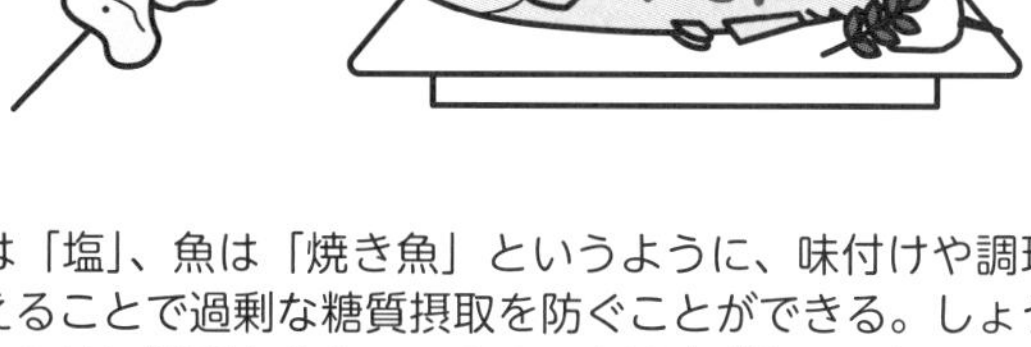

焼き鳥は「塩」、魚は「焼き魚」というように、味付けや調理法を変えることで過剰な糖質摂取を防ぐことができる。しょうゆはそれなりに糖質を含んでいるのでかけすぎないこと。

お酒の合間に「緑茶」を飲む

お酒には強い利尿作用や発汗作用がありま す。そのため、飲めば飲むほど体の水分が失われやすくなります。

そこで、失った水分を補うためにお酒の横に置いておきたいのが、口直しのチェーサー。

チェーサーといえば、水や炭酸水というイメージが強いのですが、「血糖値ゆる上げ」の観点から言えば、もっともおすすめしたいのは緑茶です。

第2章でもお話ししたように、緑茶には「食後血糖値の上昇を抑える」「糖質の吸収をゆるやかにする」「脂肪の燃焼を促す」などの作用があります。その効果は、緑茶に含まれる渋味・苦味成分の「カテキン」によるもの。

カテキンには、高血圧の改善や活性酸素を減らすことによるコレステロールの酸化防止、歯周病予防、血圧の上昇抑制といったさまざまな効能がありますから、どんなときでもお供にしたいアイテムなのです。

カテキンには、他にも抗ウイルス・抗菌作用があることも知られています。飲み会が終わって帰宅したら、ぜひ緑茶うがいでウイルスや細菌を退治しましょう。

うがいをしたお茶をそのまま飲み込めば、咽頭についたウイルスを胃に流し込んで、胃酸で死滅させることができます。

口直しには1杯の緑茶を

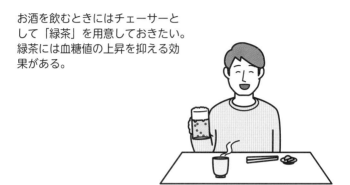

お酒を飲むときにはチェーサーとして「緑茶」を用意しておきたい。緑茶には血糖値の上昇を抑える効果がある。

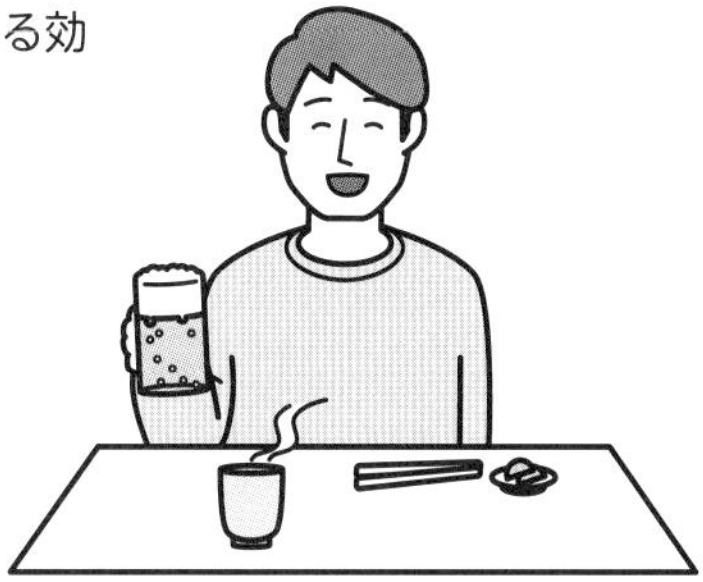

緑茶の健康効果

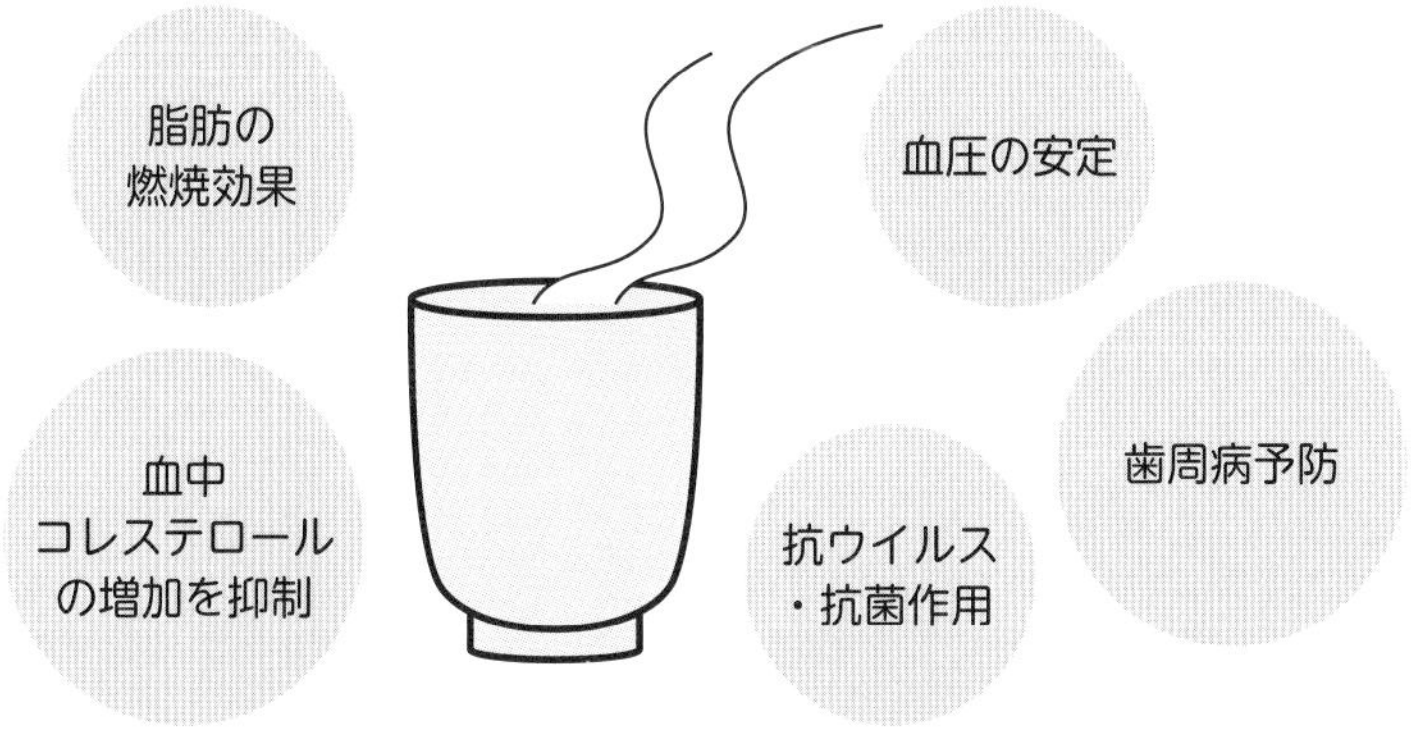
脂肪の
燃焼効果
血圧の安定
血中
コレステロール
の増加を抑制
抗ウイルス
・抗菌作用
歯周病予防

緑茶に含まれている「カテキン」には血糖値のゆる上げ効果以外にもさまざまな健康効果があることがわかっている。年末年始など飲み会続きで不摂生になりがちなときは、積極的に緑茶を飲んで体をいたわりたい。

勢いやノリに任せてシメを食べない

飲み会にありがちなのは、すでにお腹はいっぱいなのに、勢いに任せてついつい食べすぎてしまうこと。

とくにシメのごはんや麺の食べすぎは絶対に避けたいところです。

防止策として、「血糖値が気になるので、最後のごはんはなし（少なめ）にします」とあらかじめ宣言しておくといいかもしれません。

まわりに流されて甘いデザートを食べるようなことも避けましょう。

「血糖値ゆる上げダイエット」にはほとんど禁止事項はありませんが、飲んだあとのシメのラーメンは絶対におすすめしません。遅い時間に糖質の多いものをがっつり食べると、ダイレクトに脂肪に変わってしまうからです。

とはいえ、楽しく飲んだあとにうっかりハメを外してしまうこともあるでしょう。とくに職場の飲み会であれば、「おつきあい」として同席せざるを得ないこともあると思います。

もし、シメのラーメンを食べてしまった場合は、翌日とその翌日は糖質量を減らすようにしてください。3日以内に帳尻を合わせれば、糖質のとりすぎはリセットできます。

また、減らすのは糖質だけで大丈夫。ヘタに絶食をすると飢餓状態になり、かえって脂肪がつきやすくなります。

危険な「飲み会後のラーメン」

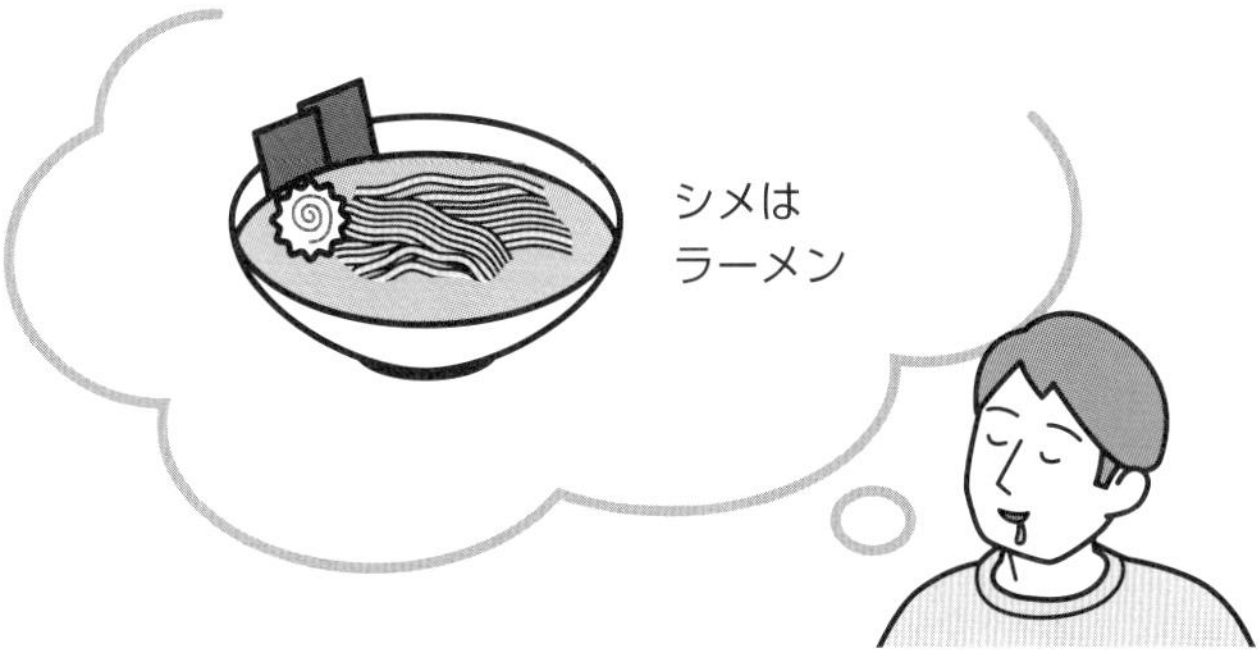

アルコールを飲むと体内にアセトアルデヒドという有害物質が発生する。肝臓でこの物質が分解されるとき、血液中のブドウ糖が使われるため、血糖値が低下。再び血糖値を上げるために体が炭水化物（シメ）を欲するというメカニズム。

シメのラーメンを食べてしまったら……

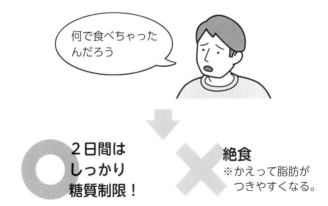

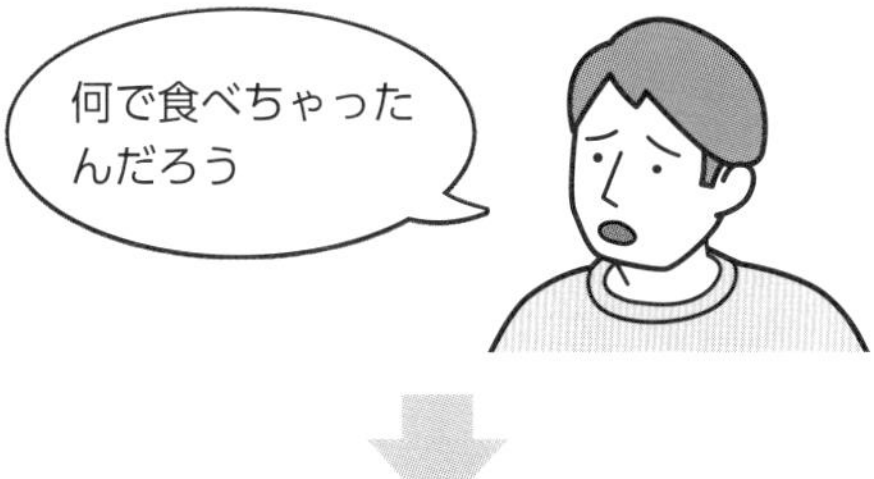

○ **2日間は しっかり 糖質制限！**

× **絶食**
※かえって脂肪が
つきやすくなる。

飲み会当日は朝食・昼食をきちんと食べる

「夜の飲み会に備えて昼ごはんを抜く」という方が時々いるようですが、やせたいと思っているのなら、それはむしろ逆効果。

第2章でもご説明した通り、空腹が長く続いてから食事をすると、糖質の吸収を急ぐメカニズムが働くため、血糖値の急上昇を引き起こします。

もし、朝食・昼食と2食抜きだった場合、夕食での血糖値の上昇はさらに急激になることがわかっています。

太りにくいという点では「昼飲み」がおすすめ。夜飲みの場合でもできるだけ早い時間からスタートしてください。

遅い時間帯からスタートする場合は、飲み会に行く前にゆで玉子やチーズなどのタンパク質を食べて、少しお腹を満たしてから出かけるのも一案です。

そして、飲み会の席では食物繊維が多い野菜のおつまみを中心に選ぶようにすれば、太る心配をせずに、お酒を楽しむことができます。

22時から深夜2時は脂肪の合成が活発化しやすく、同じ量を食べても昼間より太りやすくなっています。

深夜近くまで飲むというのはそもそも健康的だとはいえませんが、せめて糖質の多いお酒や食事は控えるなどの工夫は心がけてください。

飲み会前の NG ／ OK 行動

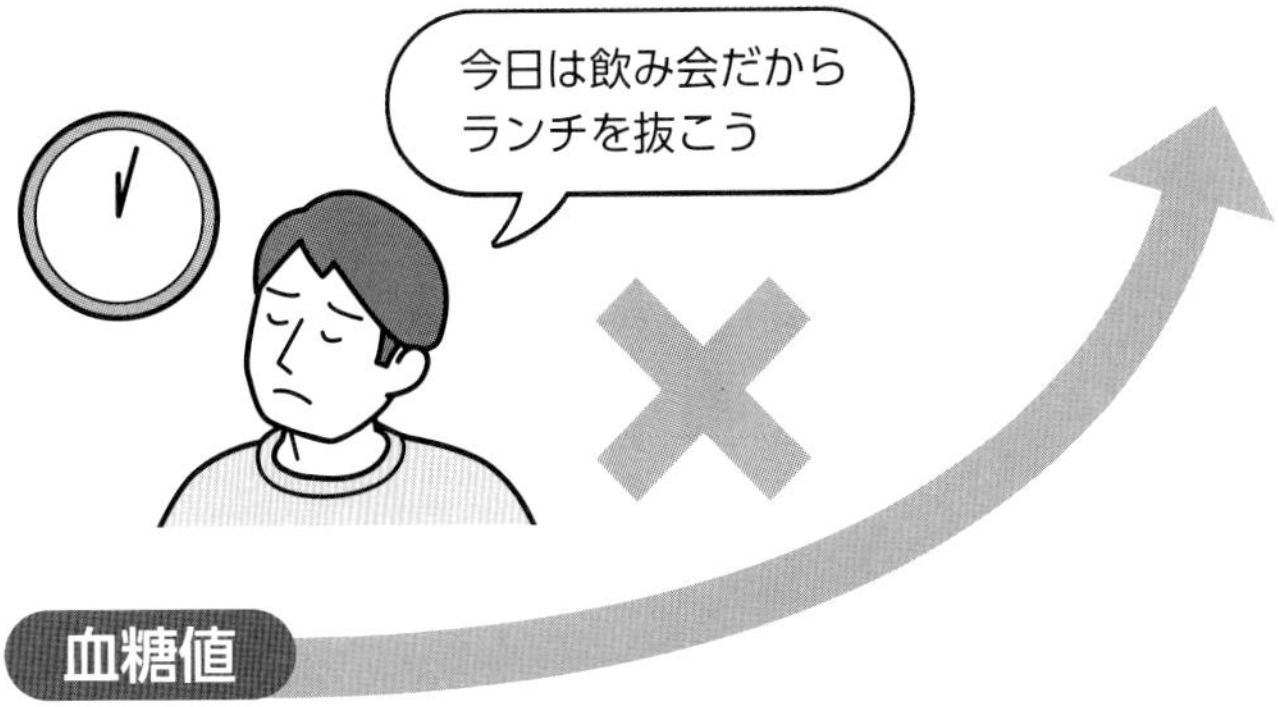

空腹の時間が長いと食べた直後に血糖値が急上昇する。

➡朝、昼の食事はしっかりと食べておく

飲み会の正しい段取り

入店前にゆで玉子やチーズを食べておく

▼

食物繊維の多いおつまみをチョイスする

▼

22 時以降はできるだけ飲まない

※ 22 時以降は脂肪細胞をつくるタンパク質（BMAL1）が増加する。
深夜の飲みは肥満になりやすいことをお忘れなく。

家飲みの優秀おつまみはコンビニでそろう

おつまみの選択肢が増える「家飲み」では、糖質量のコントロールもより簡単になります。

手軽におつまみを用意するなら、缶詰でしょう。おすすめは低糖質で高タンパクなツナ缶やオイルサーディン。同じ缶詰でも、サバの味噌煮やサンマの蒲焼などは、タンパク質はとれるものの、味付けに砂糖が使われているぶん高糖質になるため、避けた方が無難です。

一見ヘルシーな印象がある、ちくわなどの練り物や魚肉ソーセージも、実はかなりの高糖質。もちろん原料である魚にはほとんど糖質は含まれないのですが、製造過程で調味料やつなぎがたっぷり加えられるため、結果的として多くの糖質を含んでしまうのです。少しだけなら問題ありませんが、食べすぎないように注意した方がよいでしょう。

また、128ページでご紹介したサラダチキンや焼き鳥、唐揚げなどの揚げ物系、チーズ、野菜サラダなどコンビニでそろう低糖質食品は、肝臓に負担をかけないため、お酒のおつまみとしても理想的です。

おでんも高タンパク・低糖質なので、124ページを参考にして積極的に活用してください。

また、コンビニには糖質オフのビールやアルコール飲料も並んでいます。それらを選べば、健康的な「低糖質飲み」が楽しめます。

「家飲み」なら缶詰おつまみ

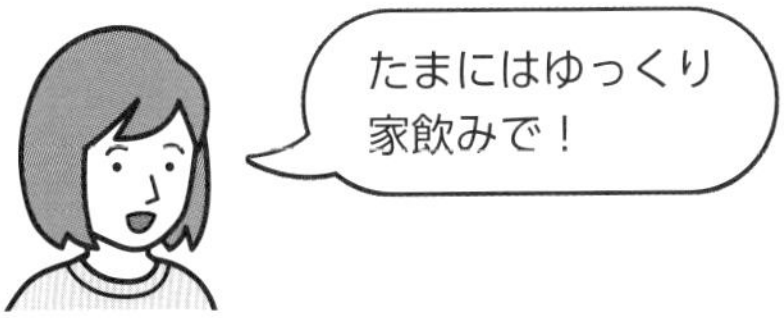

〇 低糖質

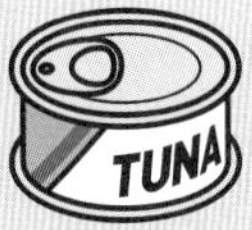

ツナ缶

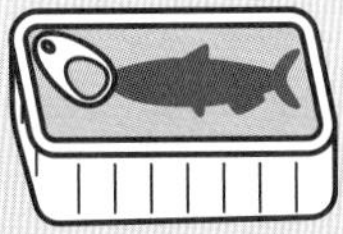

オイルサーディン

× 高糖質

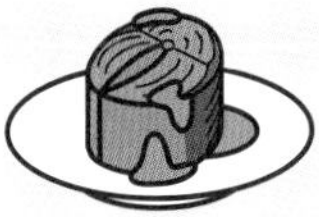

サバの味噌煮

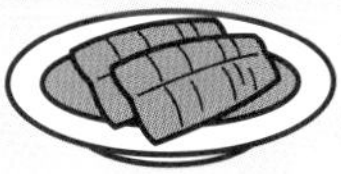

サンマの蒲焼

味付けに砂糖が使用されているため糖質高め。

家飲みの
おつまみに最適

コンビニの低糖質食材

- サラダチキン
- おでん
- 焼き鳥
- 唐揚げ

コラム

ストロング系チューハイは肝臓の敵

138ページで「最初の2杯は好きなお酒を飲んでいい」と書きましたが、あくまでも1日20～40gという純アルコールの適量（48～49ページ参照）を守ることが前提です。

とくに気をつけたいのが、家で缶チューハイを飲む場合。「ストロング系」と呼ばれるアルコール度数8％以上の缶チューハイ350㎖には25g以上、ロング缶（500㎖）なら約40gのアルコールが含まれるので、あっという間に適量を超えてしまいます。

40gのアルコール量といえば、テキーラなら4杯分にあたりますが、それだけの量を飲めるのはかなりアルコールに強い人だけでしょう。

ところが、ストロング系チューハイは「口当たりがよい」という特徴があります。飲みやすいぶん不思議なくらいピッチが上がり、上限を超えて飲みすぎていることに気付かないという問題があります。

さらに、果汁が加えられているものは糖の吸収も速いので、脂肪肝を一気に加速させることにもなりかねません。

気持ちよく飲んでいるうちに、肝臓に大きなダメージを与えているというわけです。

最近、ストロング系の問題がさまざまなとこ

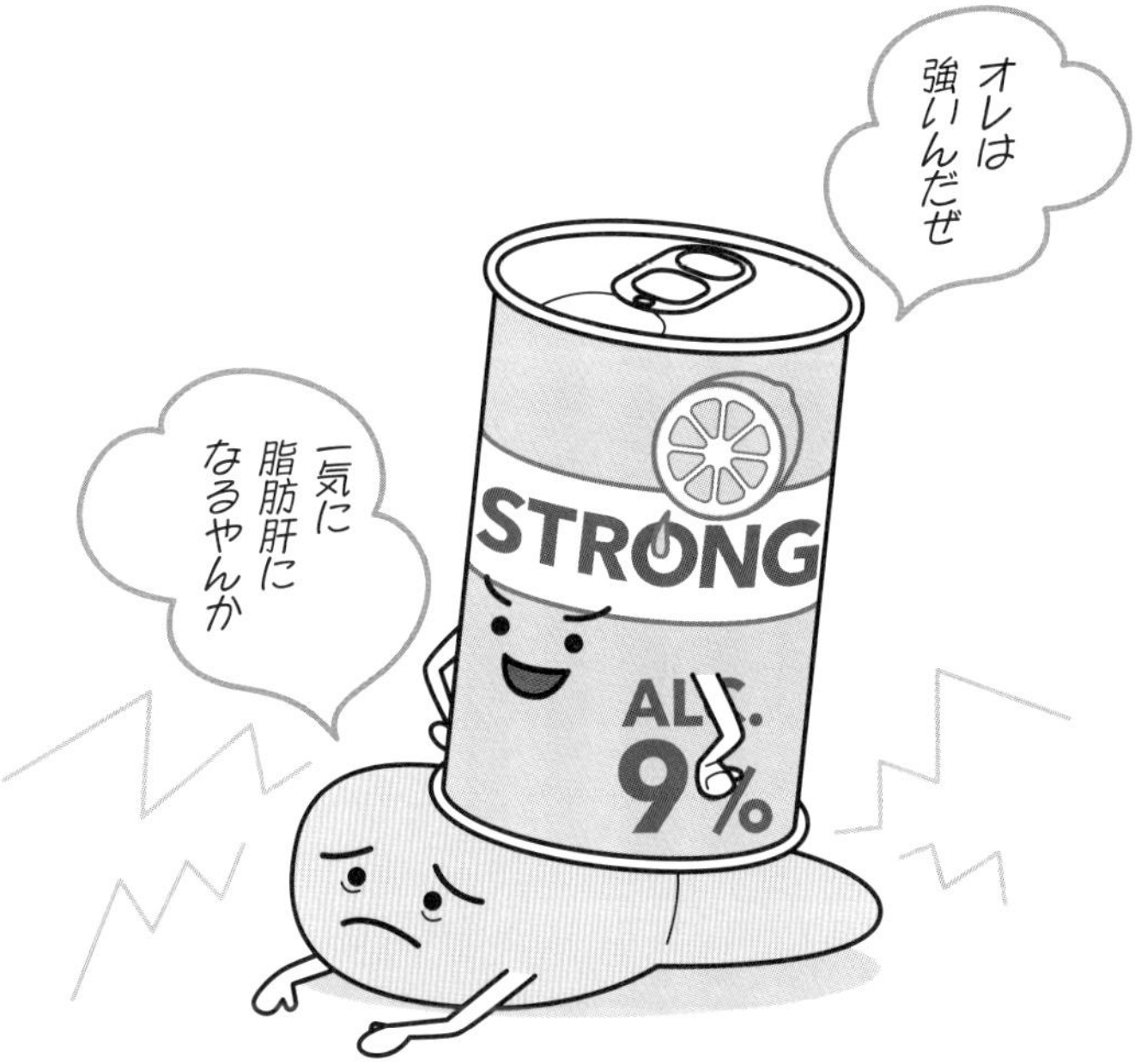
オレは
強いんだぜ
一気に
脂肪肝に
なるやんか
STRONG
ALC.
9%

ろで取り上げられるようになりました。それを受けて、大手酒造メーカーのアサヒビールは「健全で持続可能な飲酒文化を目指して」、今後発売する缶チューハイのアルコール度数を8％未満に抑えることを発表しました。

それと同じ方針を、缶チューハイを選ぶ側も取るようにすれば、自分の健康を守ることにつながるでしょう。

いわゆる「コスパ」を考えてストロング系を選ぶという方が多いようですが、飲む際には炭酸で割るなどして、時間をかけて飲むようにしてください。

第6章

家の食事を変える

最後は家庭で料理をつくるときの「血糖値ゆる上げ」ワザです。外食をしたり、お弁当を買ったりするときは、基本的に提供された料理を変えることはできません。その点、自宅でつくる場合は、材料や調理法、味付けを自由に決められますから、より効果的な糖質ちょいオフが可能です。この機会に、普段の食事や家族の食べるものを見直してみてはいかがでしょうか。

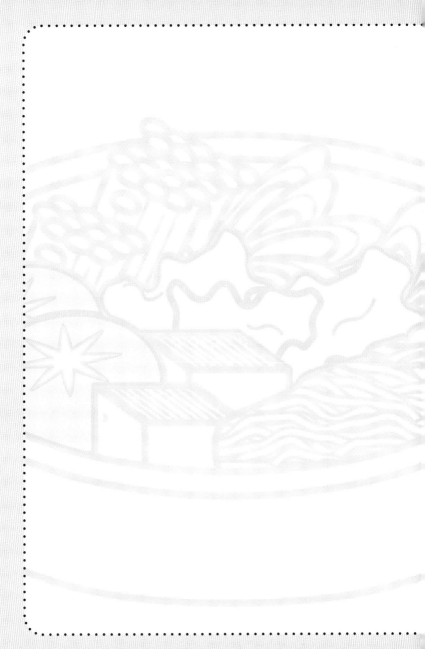

高タンパクで食物繊維豊富な食品を常備する

外食や飲み会で糖質をコントロールするのは簡単なことではありません。

しかし、素材選びや調味料の使い方、メニューの組み立てなどが自由に決められる家庭料理なら、確実かつ効率的に「血糖値ゆる上げダイエット」を実践することができます。

その際、「いかに糖質を抑えるか」にばかり意識が向きがちですが、上手に継続させてしっかり結果を出すためには、筋肉を維持するタンパク質と、血糖値の急上昇を抑える食物繊維をしっかりとることが大切です。

家庭での食事は自由が効くぶん、「今日は簡単にお茶漬けでいいや」「うどんで手早くすませてしまおう」となりがちです。そうならないように、糖質の抑制につながる食品を常備しておくことをおすすめします。

良質なタンパク質をとるには、サバの水煮缶やツナ缶、卵、納豆、豆腐などが最適。

また、食物繊維も野菜だけでなく、きのこや海藻類をストックしておき、すぐに使えるようにしておくとよいでしょう。

さらに、麦飯や玄米、雑穀米、全粒粉のパンなどを用意しておいて、家庭での食事にすぐに取り入れられるようにしておきましょう。

これらの食品は糖質をとりすぎてしまったときのリセット食としても活躍してくれます。

常備しておきたいプラスアルファ食品

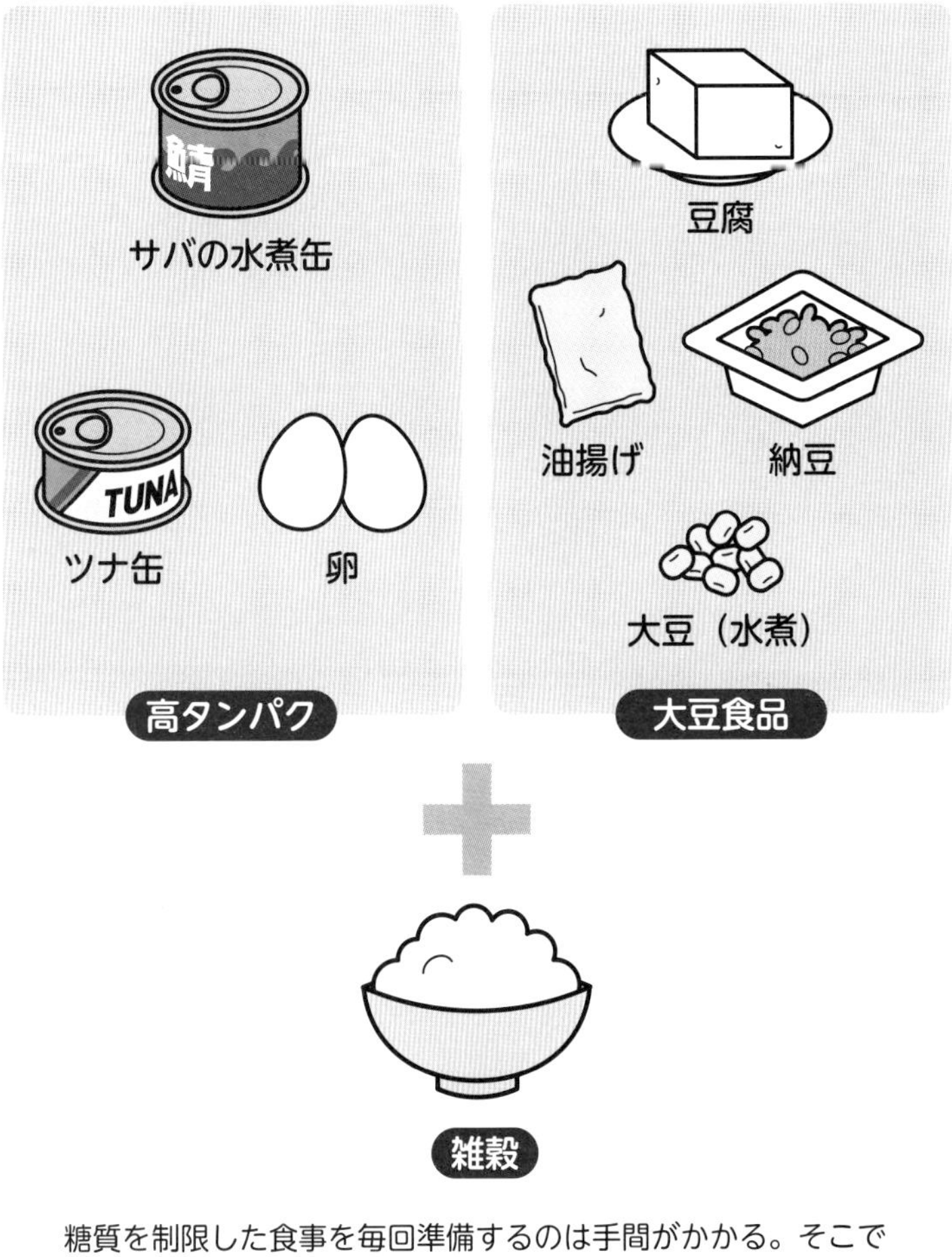
鯖
サバの水煮缶
TUNA
ツナ缶
卵
高タンパク
豆腐
油揚げ
納豆
大豆（水煮）
大豆食品
雑穀

糖質を制限した食事を毎回準備するのは手間がかかる。そこで糖質の吸収を抑える食品を常備しておき、普段の料理にひと手間加えるだけでも効果大。

調味料の糖質はバカにできない

血糖値を気にする人にとって、「砂糖」をセーブすることは基本中の基本でしょう。

しかし、実は砂糖以外にも糖質を多く含んでいる調味料があるのです。

ソースの糖質量が多いことはすでにふれましたが、トマトケチャップの糖質も高め。

トマトの糖質は低い部類に入りますが、砂糖やブドウ糖が添加されていることが原因です。

また、みりんの糖質も高めですが、砂糖と比較すれば糖質量は半分以下なので、適量を砂糖の代わりに使うのは良い工夫だと思います。

ただし、みりん風調味料はみりんより糖質が高いので注意してください。

また、果糖ぶどう糖液糖が加えられている市販のぽん酢も糖質は高めです。

一方、カロリーが高くて敬遠しがちなマヨネーズは、主原料が卵なので意外と低糖質。

ただし、油分を少なくしてカロリーオフをうたっているタイプは、代わりに糖分が付加されていることがあり、かえって血糖値を上げてしまう危険性が。一般的なマヨネーズなら脂質が多くても太る原因にはならないので、昔ながらのタイプを選ぶのが正解です。

しょうゆや味噌は極端に糖質が高いわけではないのですが、好きなだけかけると糖質オーバーになるのでご注意を!

調味料の糖質を比較

おもな調味料の糖質（100gあたり）

砂糖（上白糖）	99.2g
本みりん	43.2g
焼肉のタレ	32.7g
ウスターソース	26.3g
トマトケチャップ	25.6g
だし入りみそ	17.8g
濃口しょうゆ	10.1g
ぽん酢しょうゆ	8.0g
マヨネーズ（全卵型）	4.5g
食塩	0g

※日本食品標準成分表2020年版（八訂）より

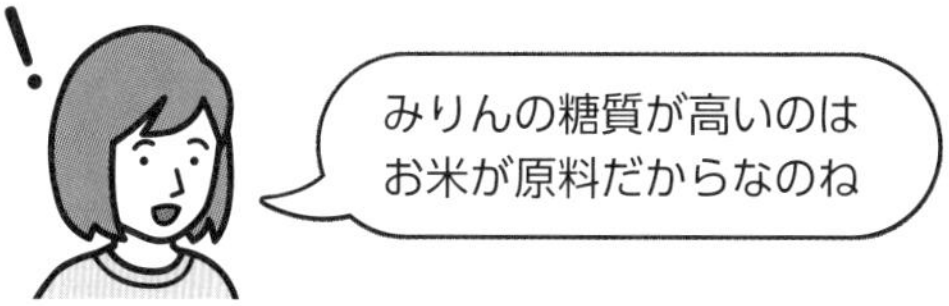
みりんの糖質が高いのは
お米が原料だからなのね

砂糖を除けばみりんの糖質が断トツ。トマトケチャップの値が高いのは製造過程で砂糖やブドウ糖が入るため。敬遠されがちなマヨネーズの糖質はそれほど高くない。

朝食はひと手間かけて糖質カット

トーストにジャムを厚めに塗って食べるような朝食は、血糖値を一気に上昇させます。

プロテインファーストやベジファーストを心がけ、血糖値の「ゆる上げ」を目指しましょう。

ハムエッグやゆで玉子、チーズや牛乳、サラダチキンなどでしっかりとタンパク質をとり、グリーンサラダや海藻サラダなどで食物繊維を摂取します。

カット野菜にツナ缶やサラダチキンをトッピングすれば、ワンボウルで栄養バランスはバッチリ。

なお、トーストを加えるときは、6枚切りの食パン1枚くらいが糖質の適量です。

タンパク質や野菜をプラスするなら、主食はシリアルでも構いません。

ただし、満足感が得にくいぶん、ついつい食べすぎてしまいがち。

シリアルは商品裏面の栄養成分表示を確認して、糖質量が30g以下になるようきちんと計量して食べてください。ドライフルーツが加えられたものは血糖値を上げやすいので避けること。

和食派の人は、豆腐やわかめ、野菜やきのこ類を加えた具だくさんの味噌汁が「血糖値ゆる上げ」を助けてくれます。

ただし、ジャガイモやタマネギ、根菜類は糖質が高めなので控えた方がよいでしょう。

糖質を抑える理想の朝食

洋食

ツナやサラダチキンを組み合わせればタンパク質と食物繊維が1皿でとれる。

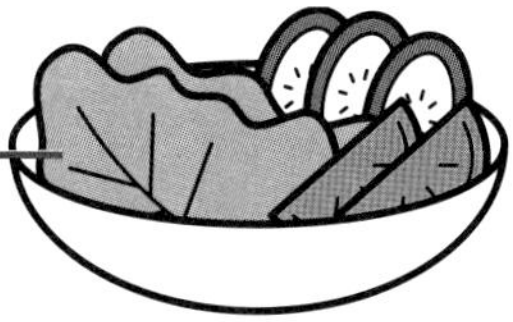

サラダ

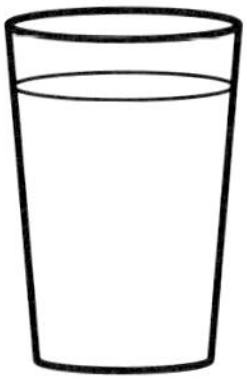

牛乳

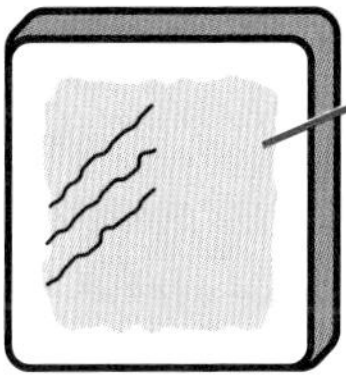

6枚切り1枚が糖質の適量。

トースト

卵は良質なタンパク源。もちろん、ハムエッグや目玉焼きにしてもOK。

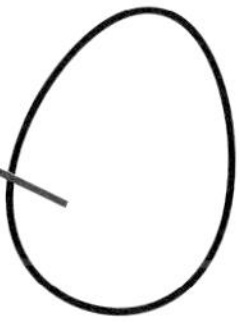

玉子

和食

豆腐やわかめ、きのこなどで具だくさんにすると満足度大。野菜を入れるときは糖質量の多い根菜は控えめに。

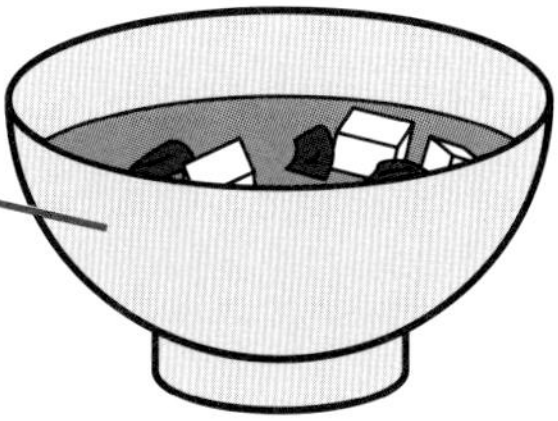

味噌汁

揚げ物の糖質を減らすコツは衣の薄付け

家庭では唐揚げやトンカツなど揚げ物をつくることもあるでしょう。

揚げ物は衣の付け方に注意するだけで、糖質量をグッと抑えることができます。

小麦粉をまぶすときは、まず素材の水気をよく拭き取ります。そして、小麦粉をまぶしたあとは余計な粉をしっかりはたき落とします。そうすることで、糖質を最小限に抑えられます。

溶いた卵を絡めたあとのパン粉もつけすぎないように気をつけてください。

最近では、「小麦ふすま（↓122ページ）」を加えたパン粉が購入できるようになりました。こうした「低糖質パン粉」を使えば、さらに簡単に糖質を抑えることができます。

また、同じ肉の量であれば、ひと口カツより1枚のまま揚げる方が衣の量が少なくて済みます。天ぷらの場合も要領は同じ。衣を薄くすることで、糖質量を抑えることができます。

かき揚げはどうしても衣の量が多くなるので、大きい具材のまま揚げるとよいでしょう。

これまでにもふれてきましたが、油は血糖値の上昇をゆるやかにしてくれるので、揚げ物自体を控える必要はありません。

ただし、揚げる素材がすでに高糖質であるコロッケ（ジャガイモ）やサツマイモ、カボチャの天ぷらなどはあまりおすすめできません。

揚げ物も工夫次第で糖質減に

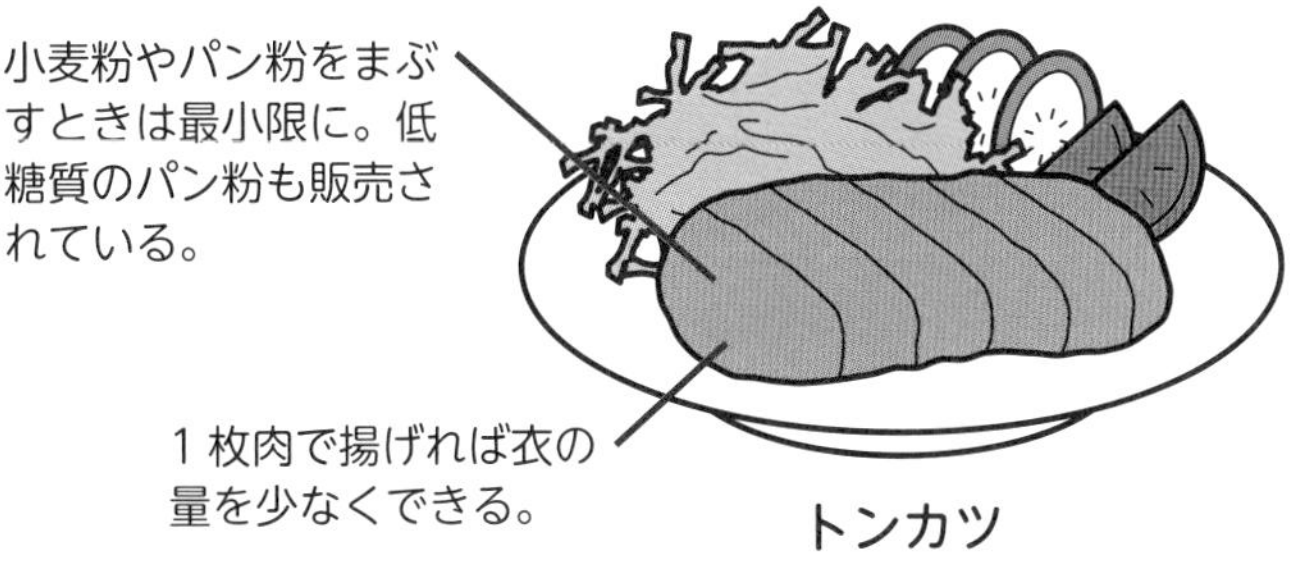
小麦粉やパン粉をまぶすときは最小限に。低糖質のパン粉も販売されている。
1枚肉で揚げれば衣の量を少なくできる。
トンカツ

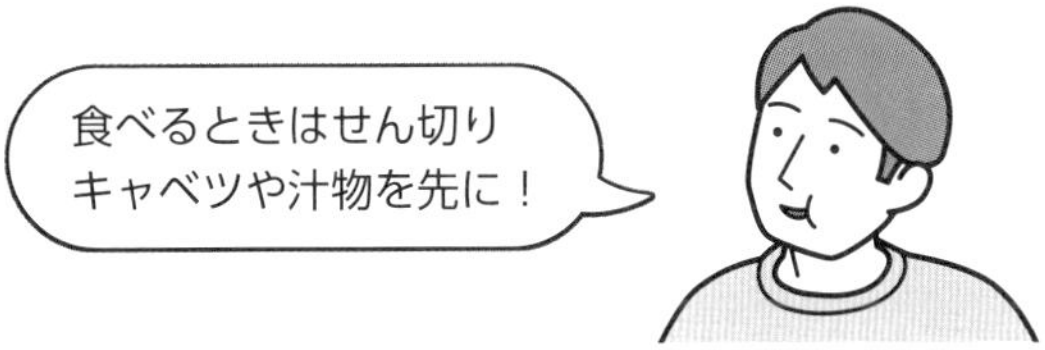
食べるときはせん切りキャベツや汁物を先に！

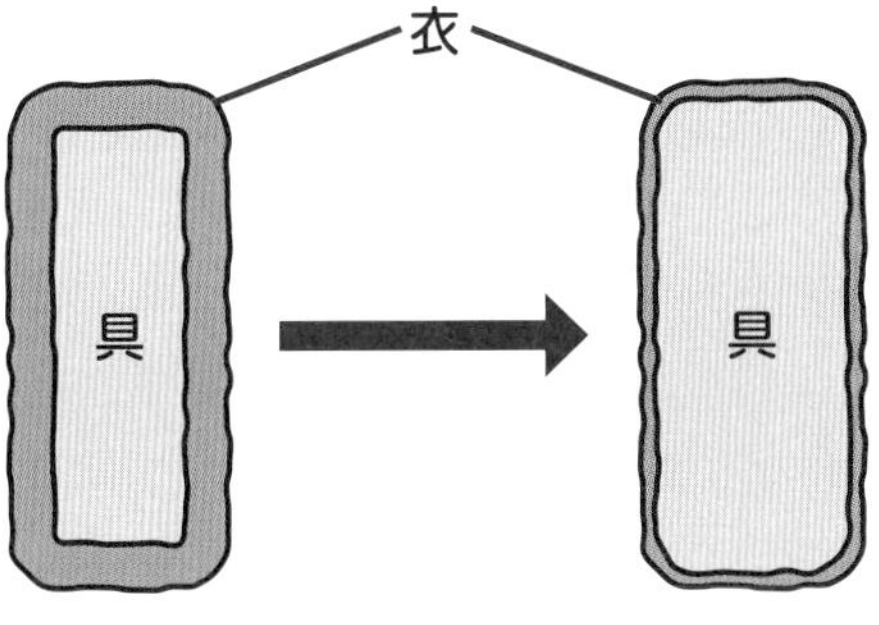
衣
具
具

天ぷらの衣は極力薄くする。カボチャやサツマイモなど高糖質の具材はダイエットには不向き。

市販のルウに頼らずにカレーをつくる

とろみをつけるのに小麦粉や砂糖が使われているカレールウは、1皿分に換算すると7～8g程度の糖質が含まれています。

この数字だけを見るとそれほど多くないように感じられますが、ジャガイモやニンジンなどの高糖質な野菜が加わると、数値は一気に跳ね上がってしまいます。

せっかく家庭でつくるなら、ルウではなく、スパイスからつくってみてはどうでしょうか？

レシピサイトなどを見ると、小麦粉を加えないつくり方もたくさん紹介されています。

チキンとタマネギのスパイスカレーなら、タマネギの使いすぎにだけ気をつければ、比較的糖質を低めに抑えられます。具材には糖質の多いジャガイモを使わず、ブロッコリーやきのこなどを加えるとよいでしょう。

カレーの隠し味には、ヨーグルトやフルーツ、しょうゆなどが使われることがよくありますが、ここでおすすめしたいのは、高カカオチョコレート（カカオ含有量70％以上）。電子レンジでやわらかくしてから小片をカレーに加えると、深みのある味わいになります。

また、カレーの「おとも」には「血糖値ゆる上げ」に効果的なピクルスを用意してください。

カレーがいくらおいしくても、ごはんを食べすぎないよう、くれぐれもご注意を！

カレーの糖質を抑えるコツ

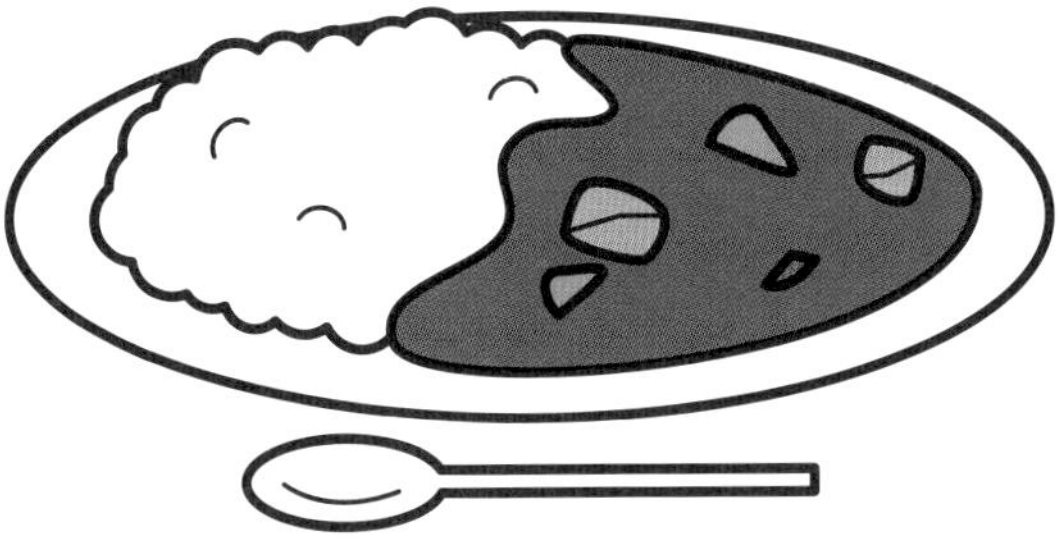

小麦粉と砂糖が含まれているカレールウ。これに高糖質の野菜とごはんが加わることでカレーの糖質はグンと高くなる。

血糖値を上げないカレーのアレンジ例

❶市販のカレールウを使わない	❷具材を工夫する
カレー粉やスパイスを使って小麦粉をカット	根菜を避けてブロッコリーやきのこにする

❸隠し味を入れる	❹主食を変更する
食べる前に高カカオチョコを少量入れる	ごはんを豆腐やカリフラワーライスにする

ハンバーグのつなぎに豆腐を使う

ひき肉にはほとんど糖質が含まれませんが、ハンバーグにするときは「つなぎ」に小麦粉を使うので、そのぶん糖質が多くなります。

外食時やお弁当・お惣菜として食べる場合はあまり神経質になる必要はありませんが、家庭でつくるハンバーグは、より低糖質を目指したいもの。

パン粉の代わりに豆腐やおから、麩《ふ》などを使えば、糖質が抑えられる一方で、タンパク質の量を増やすこともできます。

また、食べ応えのある味が好みなら、思い切ってつなぎを一切使わないというのも一つの手。

少し硬めにはなりますが、それだけ肉の旨みが凝縮されるので、満足度もアップします。

注意したいのは、ハンバーグにかけるソース。ケチャップと中濃ソースを半々に混ぜたデミグラス風ソースをかけることが多いと思いますが、ケチャップも中濃ソースも高糖質であることは否めません。かけるとしても控えめにすること。

溶けるチーズを乗せてコクを出すと、少なめのソースでも物足りなさを感じることなく、おいしく食べられます。

さっぱりした味が好みなら、大根おろし&ぽん酢の和風ソースを。デミグラス風ソースに比べると、半分程度の糖質量なので比較的安心して食べられます。

ハンバーグの賢い食べ方

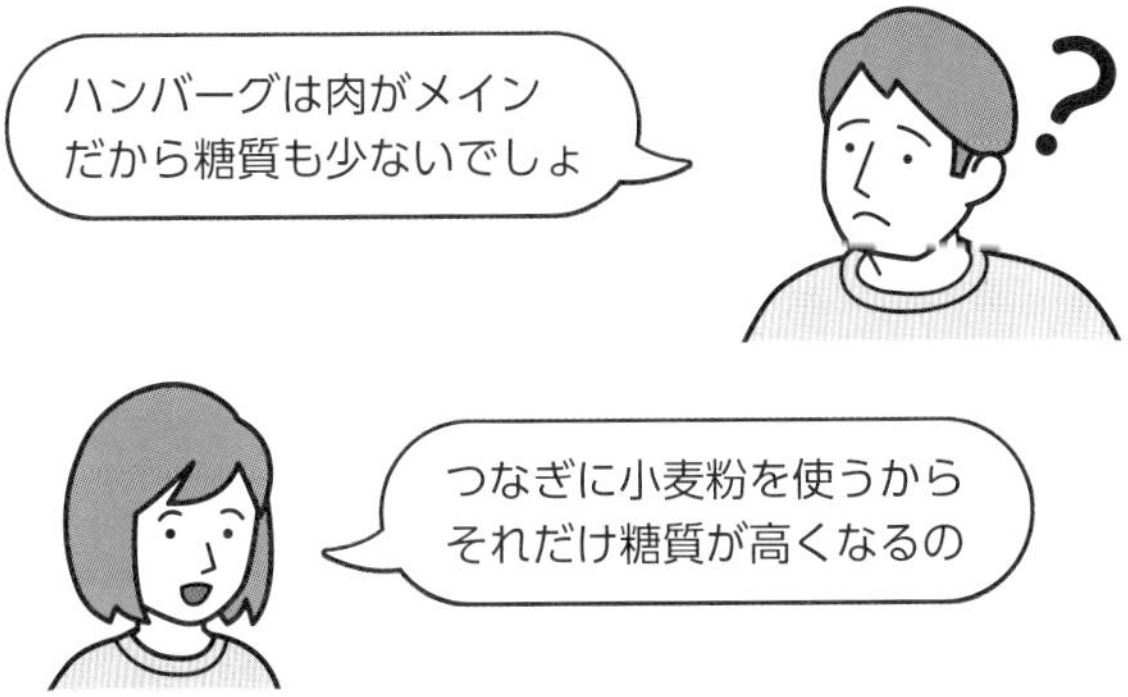
ハンバーグは肉がメイン
だから糖質も少ないでしょ
つなぎに小麦粉を使うから
それだけ糖質が高くなるの

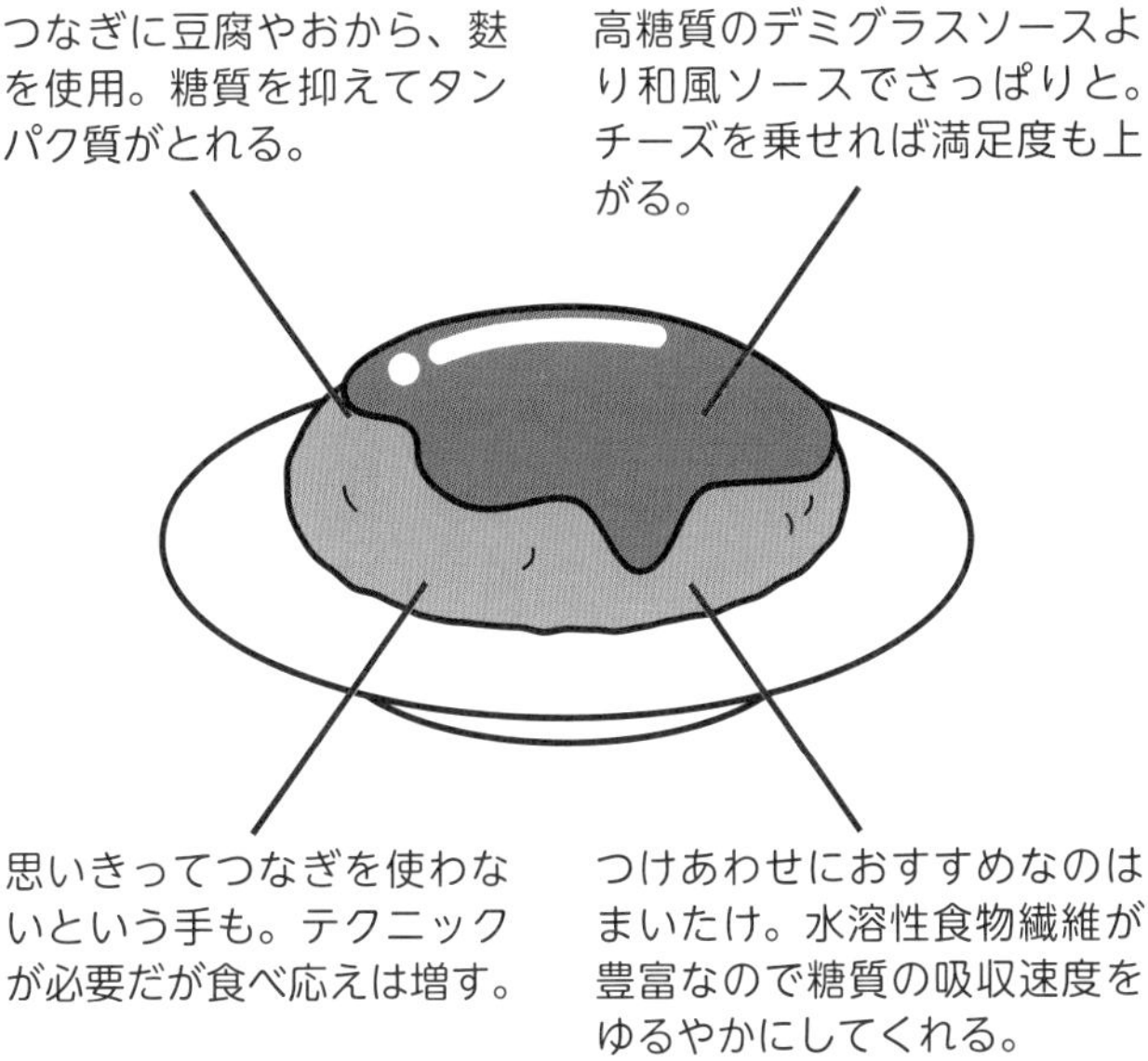
つなぎに豆腐やおから、麩を使用。糖質を抑えてタンパク質がとれる。
高糖質のデミグラスソースより和風ソースでさっぱりと。チーズを乗せれば満足度も上がる。
思いきってつなぎを使わないという手も。テクニックが必要だが食べ応えは増す。
つけあわせにおすすめなのはまいたけ。水溶性食物繊維が豊富なので糖質の吸収速度をゆるやかにしてくれる。

和物菜はできるだけ薄味に

きんぴらや煮魚など甘い味付けの和惣菜は家庭料理の定番でしょう。しかし、砂糖やみりんを大量に加えるので高糖質になりがち。

また、肉じゃがやカボチャの煮付けは、素材自体の糖質も高めなので、甘く煮ればそれだけでかなりの高糖質メニューになってしまいます。

余計な糖質をとらないためにもできるだけ薄味にしたいところですが、その際に利用したいのが出汁の旨み。

かつお節やこんぶ、干し椎茸、貝類には、種類の違う旨み成分がたっぷり含まれています。多少手間でも、それらの食材からきちんと出汁をとれば、糖質の高い調味料を控えめにしても、十分おいしい煮物が食べられるのです。

和惣菜といえばひじき。ひじきは食物繊維が豊富なだけでなく、糖質の代謝を助けるマグネシウムをたっぷり含んでいます。ぜひ薄味の煮物で楽しみましょう。

また、保存食品でもある凍《こお》り豆腐もおすすめです。味が染みやすいので薄味でもおいしく食べられる上、豆腐の成分が凝縮され、食物繊維がたっぷり含まれているのがポイント。

噛み応えもあるので、満腹感を得やすいのも大きなメリットです。もちろん糖質は極めて少ないので、「血糖値ゆる上げダイエット」では、積極的に活用したい食材です。

薄味の煮物は出汁を活用

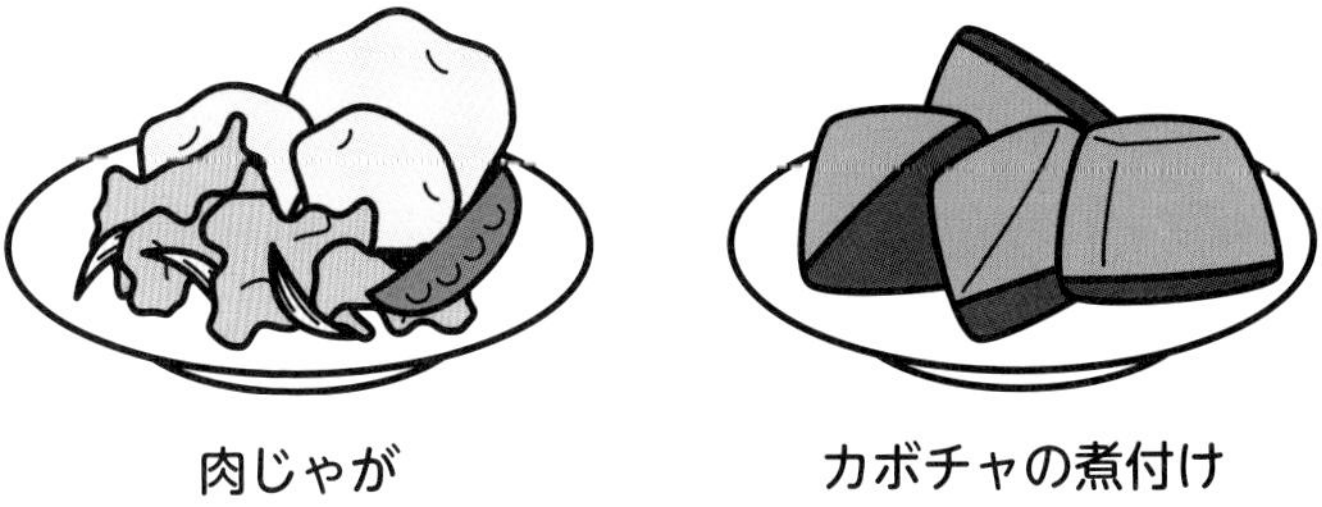
肉じゃが
カボチャの煮付け

伝統的な和食も素材によっては高糖質なおかずに。甘く煮ればさらに糖質量が多くなってしまう。

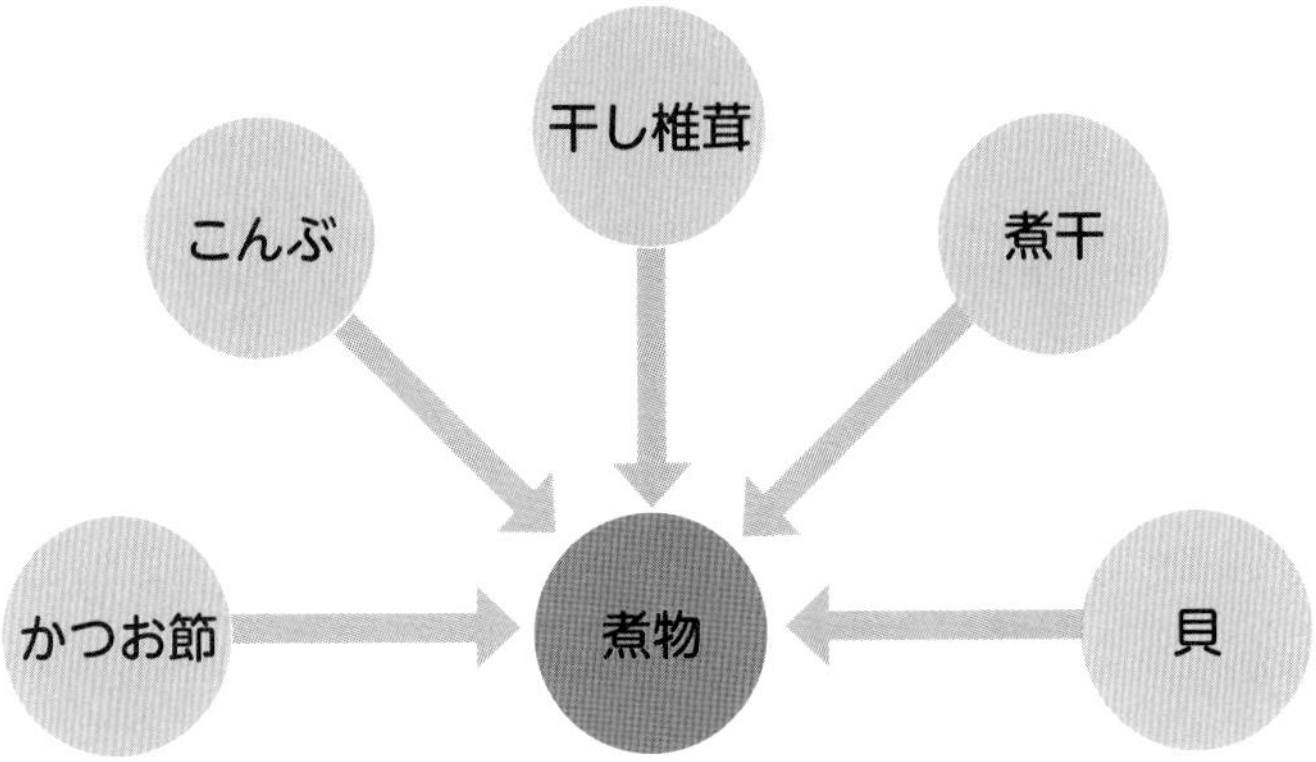
干し椎茸
こんぶ
煮干
かつお節
煮物
貝

出汁をうまく活用することで高糖質の調味料を使わずにおいしい煮物ができる。とくに出汁に含まれる旨味成分には脳に満足感を与える効果があるため、食欲を抑えることができる。

鍋料理を積極的にとりいれる

鍋料理は「血糖値ゆる上げダイエット」で積極的に活用したい優秀メニュー。

野菜をたっぷり食べられる上、ベジファーストやプロテインファーストも無理なく実践できます。

また、具材を追加しながら食べるスタイルが食事のスピードを遅くしてくれるというのも大きなメリットでしょう。汁物なので満足感も得られやすく、ダイエットにはいいことずくめです。

ただ、市販の「鍋の素」のなかには、濃い味付けで甘味が加えられているものもあります。購入する前に栄養成分表示をきちんと確認すると安心でしょう。

その点、家庭でとった出汁にしょうゆ、酒を加えた鍋つゆで煮る「寄せ鍋」や、鶏ガラの出汁と塩で味付けする「水炊き」なら心配なし。少し手間はかかりますが、低糖質であるのはもちろん、おいしさも極上です。

しゃぶしゃぶも理想的な鍋ですが、市販のごまだれは糖質が高いので、薬味とポン酢でさっぱりといただく方が無駄な糖質をとらずにすみます。

素材の味がにじみ出た出汁でつくるシメの雑炊は格別ですが、たくさん食べると一気に血糖値が上がってしまいます。時間をかけて、少量ずつ食べることを心がけてください。

鍋は極上のダイエットメニュー

野菜、きのこ類をたっぷり入れて食物繊維をしっかり摂取。

春雨はヘルシーに見えて意外と糖質高め。代用するならしらたきで。

市販の鍋の素は味付けが濃く、糖質も高め。成分表示は購入前にチェックしておきたい。

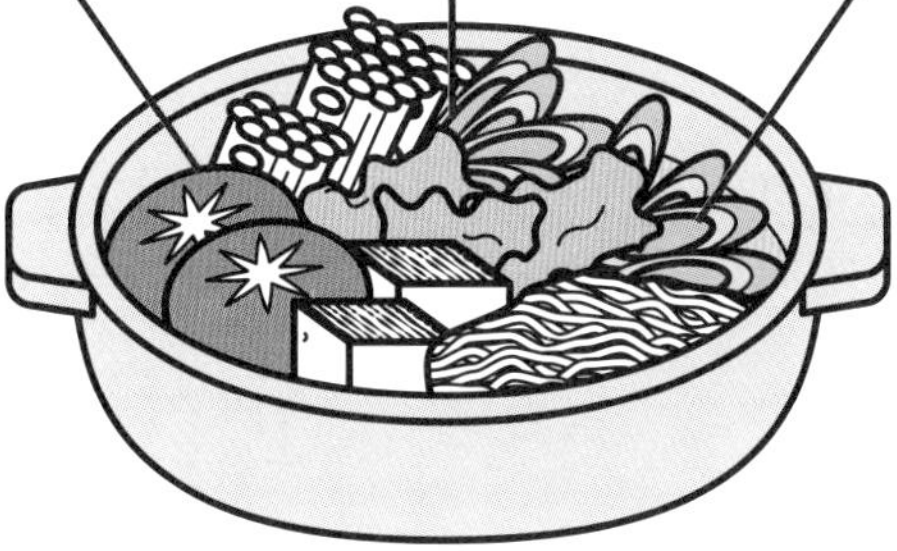

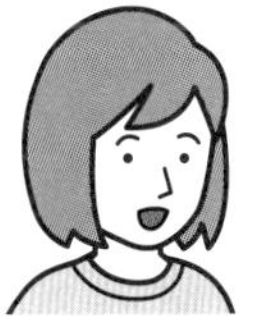

せっかく具材で糖質を抑えてもつけダレで台なし……ということも。ごまダレは高糖質なので避けたいわね

鍋のスープには野菜の糖質や肉の脂が溶け込んでいる。シメの雑炊は食べてもいいがほどほどに。

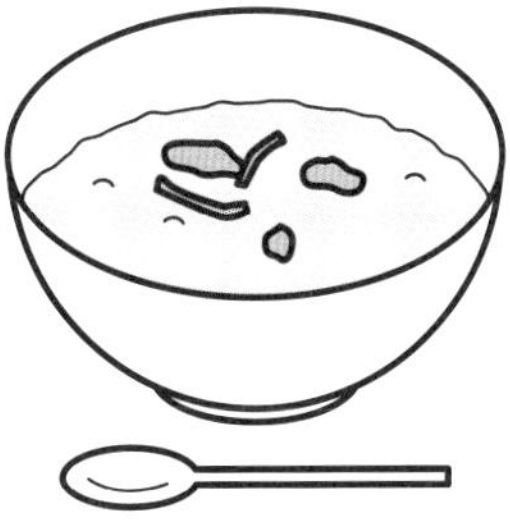

雑炊

サラダには余分な糖質を加えない

家庭でサラダを食べるときに盲点になりやすいのが市販のドレッシング。ほとんどのものに砂糖や果糖ぶどう糖液糖が加えられているので、無自覚に使っているとせっかくのサラダが高糖質メニューになってしまいます。

家庭でサラダを食べるときには、オリーブオイルと酢を同量で混ぜたものに塩胡椒を加えたシンプルなイタリアンドレッシングがおすすめです。混ぜるだけという手軽さですが、糖質をほぼ含まず、オリーブオイルと酢のダブル効果で、血糖値の「ゆる上げ」効果が大いに期待できます。

ポテトサラダやカボチャサラダは、サラダのカテゴリーからは外しておきましょう。どうしても食べたいときは、主食としてカウントしてください。

また、根菜類は食物繊維が多いというメリットがありますが、一方で糖質も意外に多いことをお忘れなく。ゴボウサラダやレンコンサラダを食べるときは量を控えめにしましょう。

カロテンが豊富なニンジンも同様なので、キャロットラペのようなニンジンメインのサラダは避け、トッピングのひとつとして散らすことをおすすめします。

コーンのトッピングも糖質を足すことになるので、彩り程度の量に抑えてください。

サラダにはイタリアンドレッシング

市販のドレッシングには果糖ぶどう糖液糖が含まれているものが多い。果糖ぶどう糖液糖は低コストでつくられる人工のシロップ。とりすぎると肥満や脂肪肝の原因となる。

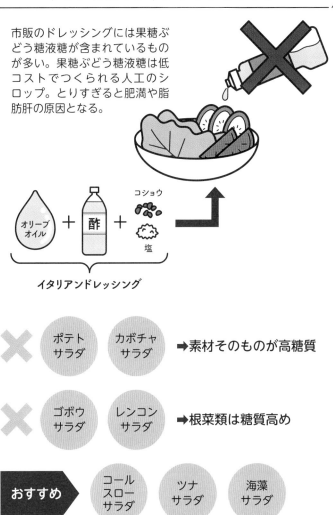

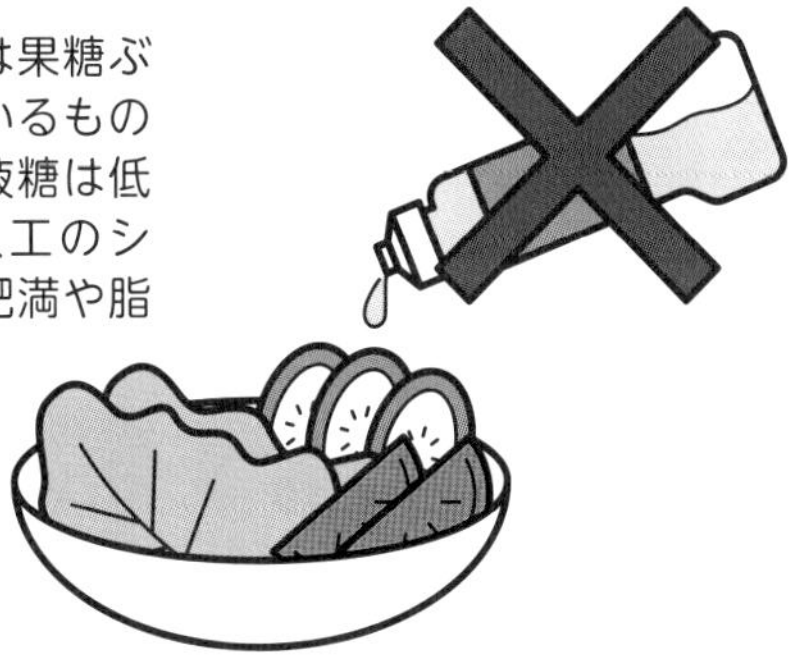

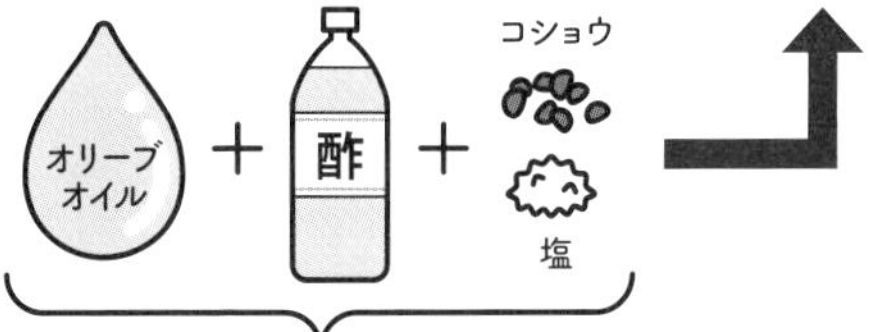
オリーブオイル
＋
酢
＋
コショウ
塩
イタリアンドレッシング

× ポテトサラダ　カボチャサラダ　➡素材そのものが高糖質

× ゴボウサラダ　レンコンサラダ　➡根菜類は糖質高め

おすすめ　コールスローサラダ　ツナサラダ　海藻サラダ

「血糖値ゆる上げダイエット」食事の7カ条

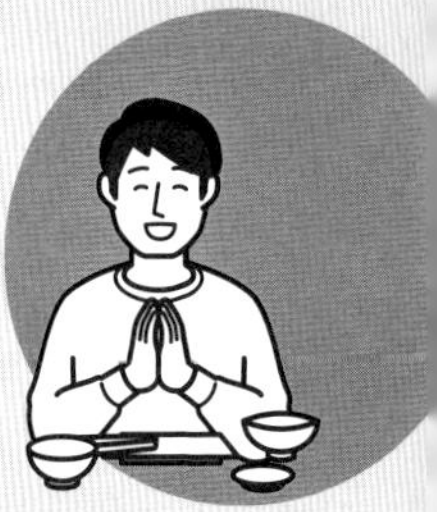

❶ 糖質ちょいオフ（10〜20％）を目指す

❷ 肉、卵、大豆などのタンパク質か、野菜を先に食べる

❸ カロリー計算はしない

④
朝食はしっかりとり、
夕食は夜10時までに済ませる

⑤
噛む回数はプラス10回増を心がける

⑥
糖質をとりすぎたら
翌日から3日間で帳尻を合わせる

⑦
食事には濃い緑茶、
食間にはひとかけらの高カカオチョコ

おわりに

いかがでしたか。

最後まで読んでくださった方には、私が「はじめに」で「ほんの少し食べ方を変えるだけで『脂肪がつきにくい体質』になる」と書いた意味を理解していただけたのではないでしょうか。


本書を読まれた方の一番の目的は、体重を減らすことでしょう。

ご紹介した方法を実践すれば、間違いなく結果が出るはずです。

しかし、ダイエットに成功したらそれで終わり……ではなく、どうかご自身の体について、これからも関心を持ち続けてください。

日々の食事でとりいれるものが、明日のみなさんの体をつくるのです。

そうした意識があれば、気持ちを奮い立たせなくても、自然と体にやさしい食べ方を続けていけるのではないでしょうか。

読者のみなさまがこれからも健やかな生活を続けられることを、心から願ってやみません。

栗原クリニック　東京・日本橋院長　栗原毅

著者　栗原毅（くりはら・たけし）

栗原クリニック 東京・日本橋院長

1951年新潟県生まれ。北里大学医学部卒業。前東京女子医科大学教授。前慶應義塾大学大学院教授。日本肝臓学会専門医。2008年に生活習慣病の予防と治療を目的とした「栗原クリニック 東京・日本橋」を開院。テレビ、新聞、雑誌などのメディアで、健康に関するさまざまな提言を行っている。「血液サラサラ」の名づけ親としても知られる。『図解で改善！ ズボラでもラクラク！ 1週間で脂肪肝はスッキリよくなる』(三笠書房)、『中性脂肪減×高血圧改善×動脈硬化予防 1日1杯血液のおそうじスープ』（アスコム)、『1週間で勝手に痩せていく体になるすごい方法』(日本文芸社)など著書·監修書多数。

【参考文献】

『＜卵と肉＞が糖尿病に効く！』
栗原毅著（主婦の友社）
『糖尿病の食事はここだけ変えれば簡単にヘモグロビンA1cが下がる』
栗原毅著（主婦の友社）
『太りぎみ、糖尿病の人は「ざるそば」はダメ。「ステーキ」を食べなさい』
栗原毅著（主婦の友社）
『図解で改善！　ズボラでもラクラク！1週間で脂肪肝はスッキリよくなる』
栗原毅著（三笠書房）
『糖質ちょいオフダイエット90日ダイアリーつき』栗原毅著（講談社）
『ストレス0！で内臓脂肪が落ちる食べ方』
栗原毅監修（日本文芸社）

【参考ウェブサイト】

■NHK 健康チャンネル
健康には必須脂肪酸「オメガ3」「オメガ6」が重要！油選びのコツ
https://www.nhk.or.jp/kenko/atc_1128.html

イラスト　望月彩加（ウエイド）
装丁デザイン　坂本真一郎（クオルデザイン）
本文デザイン　尾本卓弥（リベラル社）
DTP　菅野祥恵（ウエイド）
編集協力　熊本りか
編集人　安永敏史（リベラル社）
編集　木田秀和（リベラル社）
営業　津村卓（リベラル社）
広報マネジメント　伊藤光恵（リベラル社）
制作・営業コーディネーター　仲野進（リベラル社）

編集部　中村彩
営業部　澤順二・津田滋春・廣田修・青木ちはる・竹本健志・持丸孝

食べ方を変えればみるみるやせる

2024年4月23日　初版発行

著　者　栗原　毅
発行者　隅田　直樹
発行所　株式会社 リベラル社
〒460-0008　名古屋市中区栄3-7-9　新鏡栄ビル8F
TEL 052-261-9101　FAX 052-261-9134
http://liberalsya.com
発　売　株式会社 星雲社（共同出版社・流通責任出版社）
〒112-0005　東京都文京区水道1-3-30
TEL 03-3868-3275
印刷・製本所　株式会社 シナノパブリッシングプレス

　ISBN 978-4-434-33722-2　C2047

リベラル社「健康」シリーズの本

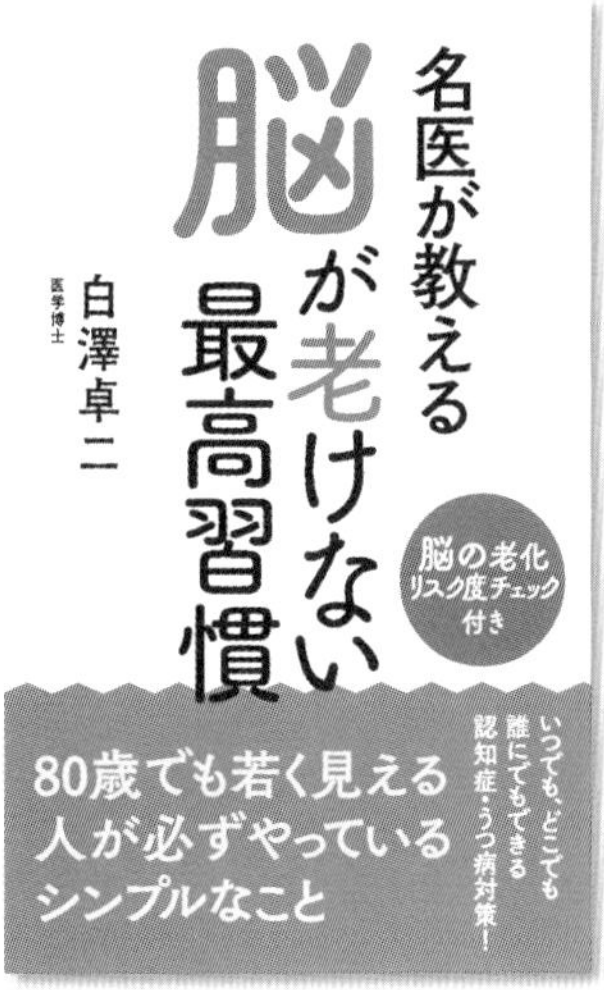

名医が教える

脳が老けない最高習慣

（定価 1,000 円＋税）

年を取るに従い、脳は老化します。脳が老化すると認知症などのリスクが高まり、幸せな老後を送ることができません。脳の老化はもはや止められない、と思われがちですが、日頃の生活習慣を変えるだけで、脳の老化を遅らせることができるのです。アンチエイジングの第一人者がいつまでも元気な脳を保つ方法を伝授。

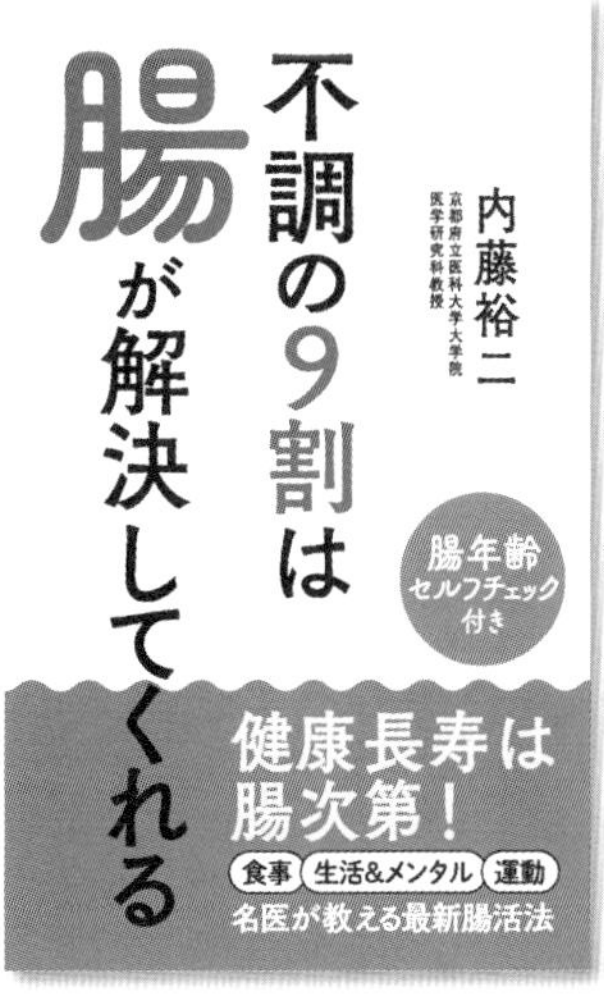

不調の９割は
腸が解決してくれる

（定価 1,000 円＋税）

うつ、下痢・便秘、肌荒れ、肥満、感染症……こうした体調不良の原因は腸です。腸が元気であれば、心身ともに健康になり、幸せホルモンも倍増、人生がバラ色に変わります。どうすれば腸内環境を良好にできるのか。腸のスペシャリストが、食事、日常生活、運動など、さまざまな場面の「腸活」を教えてくれます。

リベラル社「クスリごはん」シリーズの本

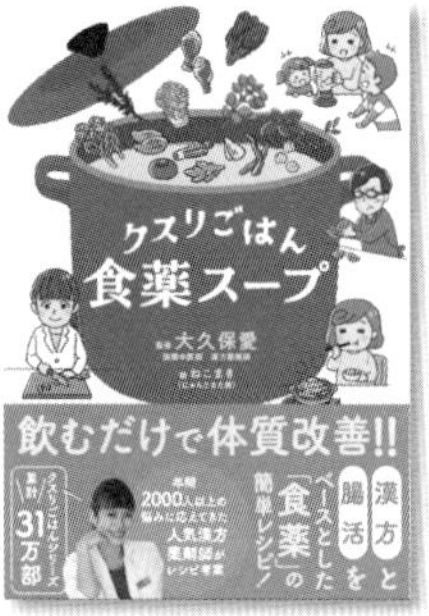

クスリごはん
食薬スープ
(定価 1,200 円+税)

体や心に起こる不調を、漢方の観点から明らかにして、その不調を抑える食材を紹介。それらの食材を使った「簡単・おいしい・体に良い」スープのレシピを多数紹介。

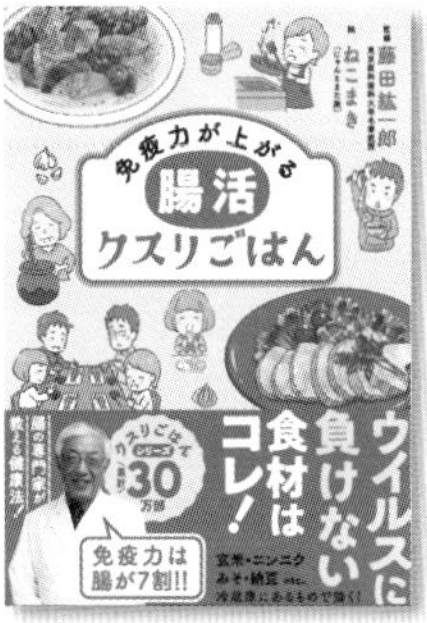

免疫力が上がる
腸活クスリごはん
(定価 1,200 円+税)

感染免疫学の権威であり、腸の専門家・藤田紘一郎が監修。免疫力を上げる腸内細菌を活発にする食材や毎日の習慣についてなど読んで役立つ理論が満載。

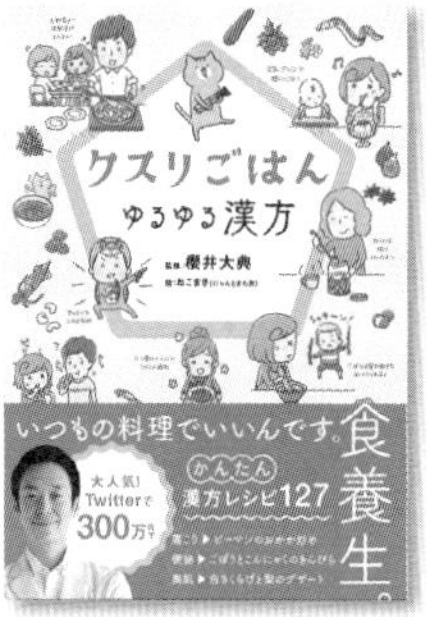

クスリごはん
ゆるゆる漢方
(定価 1,200 円+税)

大人気ゆるゆる漢方家・櫻井大典監修。
気になる症状を改善に導くレシピを 127 品紹介。「体質チェック & 体質解説」で自分に合う食材やレシピが選べます。

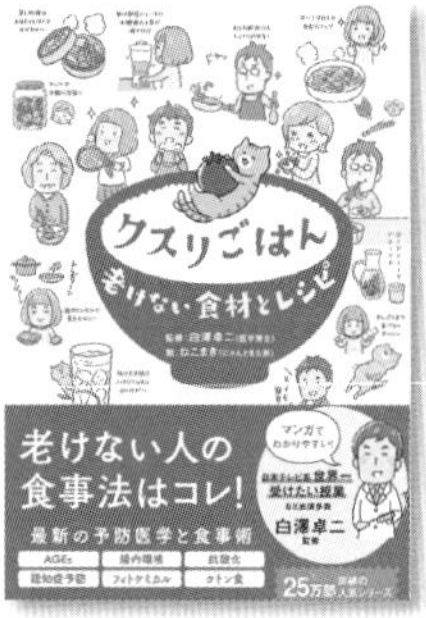

クスリごはん
老けない食材とレシピ
(定価 1,100 円+税)

老けない・ボケない食事法や生活習慣病などを食事でケアする一冊。アンチエイジングの第一人者・白澤卓二監修で、若返り食材・レシピを紹介。

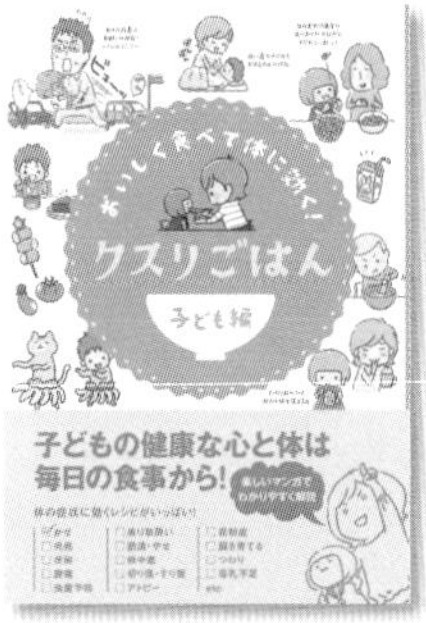

おいしく食べて体に効く!
クスリごはん子ども編
(定価 1,100 円+税)

こどもの健康な心と体は毎日の食事から! レシピは、普段から冷蔵庫にある食材を使った2〜4ステップで作れるものを120 厳選。

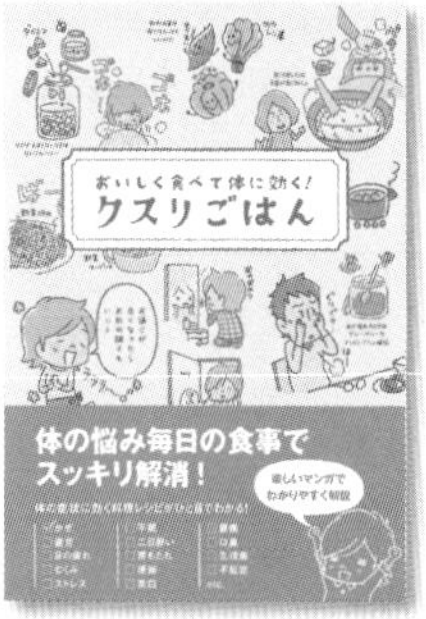

おいしく食べて体に効く!
クスリごはん
(定価 1,100 円+税)

体の悩みを毎日の食事でスッキリ解消! 暮らしの中でかかりやすい体の症状に効くレシピが満載。冷蔵庫にある食材で簡単に作れます。